장이 깨끗하면 뇌도 건강해진다

핵심만 읽는
전나무숲
건강이야기

04

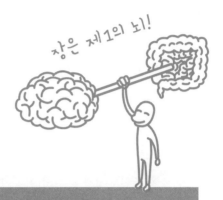

장은 제1의 뇌!

장이
깨끗하면
뇌도
건강해진다

나가누마 타카노리 지음 | 배영진 옮김

전나무숲

몸과 마음을 지배하는 腸의 놀라운 힘, 장뇌력

생물 진화의 역사를 거슬러 올라갈수록 뇌와 장의 관계는 분명해진다. '먹으니까 살게 되고 활동할 수 있고 생각하고 느낄 수 있다.' 이러한 먹는 행위의 주체는 우리 몸의 '장(腸)'이다. 뇌보다 훨씬 오래전에 생겨났고, 생명의 고향과 같은 우리 몸의 중심부에서 묵묵히 기다리다가 입을 통해 들어오는 것을 전부 받아주는, 아주 듬직한 존재가 바로 장이다.

그런 장을 우리는 그동안 너무 소홀히 여긴 것은 아닐까? 사람은 뇌를 발달시킨 덕에 고도의 지성을 갖추었으나 언제부터인가 뇌가 주인 행세를 하기 시작한 탓에 몸속 가장 깊은 곳에 있는 생명의 근원으로부터 상당히 멀어지고 말았다. 이런 상태로 계속 살아가면 사는 것 자체가 괴로워질 게 뻔하다. 그러나 신체의 구성 원리를 잘 이해해 효율적으로 다스릴 지혜를 터득하면, 더 자유롭고 편안하게 살아갈 수 있다.

먼저, 우리는 생물이며 장을 모체로 살아간다는 사실을 깨달아야 한다. 장은 음식물을 소화·흡수하고 배설하는 기관만은 아니다. 뇌로만 의식을 집중하면 좀처럼 알아채지 못하지만, 사실 장은 마음의 움직임과도 밀접한 관계를 맺고 있다. '나라는 존재는 어디에 있는 것일까? 어떻게 인식하는 게 좋을까?' 하는 철학적인 주제도 장의 진화 과정을 살펴봄으로써 답을 얻을 수 있다. 먹는 행위로 장의 운동을 활발하게 하여 생물로서의 감각을 되찾아보자. '장은 제2의 뇌'라는 설이 있는데, 이 책을 읽으면 오히려 '장은 제1의 뇌'라고 할 정도로 중요한 기관이란 사실을 깨달을 것이다.

생각하는 행위의 근본은 뇌에 있고, 느끼는 행위의 근본은 장에 있다. 생물은 장에서 진화했으며, 뇌는 훨씬 뒤에 생겨났다. 생각하는 행위보다 느끼는 행위의 역사가 더 길다. 그러므로 생각하기 전에 먼저 느껴보자. 느낀 대로 움직여보자. 이렇게 생활방식을 바꾸면 눈앞에 놓인 어려움을 극복할 수 있는 큰 힘을 기를 기회도 생길 것이다. 가끔 오작동을 일으켜 우리를 엉뚱한 방향으로 이끄는 등 아직도 제 기능을 발휘하지 못하는 뇌와도 적당히 거리를 두고 살아갈 수 있다.

차 례

PART 1
장뇌력에 주목해야 할 이유

PART 2
장뇌력은 무엇을 먹는가와 관련 있다

PART 3

장이 깨끗하면 뇌도 마음도 활기차진다

PART 4

장이 건강해지는 생활의 지혜

PART 1

장뇌력에
주목해야 할
이유

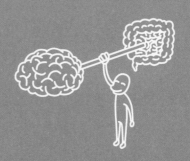

많은 몸속 기관 중에 뇌가 으뜸인 것처럼 보이지만, 생물은 먼저 장에서 진화했으며 뇌는 훨씬 뒤에 생겨났다. 즉 장은 뇌보다 훨씬 오래된, 생명의 근원이다. 우리는 생물이며 장을 모체로 살아간다는 사실을 깨달아야 한다. 장은 음식물을 소화 · 흡수하고 배설하는 기관만은 아니다. 뇌로만 의식을 집중하면 좀처럼 알아채지 못하지만, 장은 마음의 움직임과도 밀접한 관계를 맺고 있다. 장은 '제1의 뇌'라고 할 정도로 중요한 기관이다.

심장과 폐에도 '마음'이 깃들어 있을까

'우리는 장에서 생겨났다. 뇌는 우리의 근원이 아니다.'

첫머리부터 결론을 말하는 이유는 '뇌는 나의 근원이며, 모든 것을 결정한다'고 생각하는 사람이 많기 때문이다. 여기서 말하는 근원이란 '내 존재의 기원'을 뜻한다. "근원이 뇌가 아닌 장에 있어?", "내가 장에서 생겨났다는 거야?"라며 의아하게 여기는 사람도 많을 성싶다.

소화관인 장이 느끼거나 생각하는 근원이라니… 상식적으로 이해하기 어렵겠지만, 만약 이 얘기가 어떤 사실에 근거를 두고 있다면 어떻게 하겠는가? 그렇다면 여러분이 알고 있던 '뇌가 명령한 대로 몸이 움직이고 뇌가 생각한 대로 행동한다'는 마음과 몸에 관한 인식이 앞으로는 크게 바뀌어야 할 것이다.

심폐 이식 수술을 받은 클레어 실비아(Claire Sylvia)라는 미국인 여성이 있다. 그녀의 이야기는 《기억하는 심장》(가도카와쇼텐 출간)이라는 책에 소개되었는데, 그녀는 수술이 끝난 뒤부터 자신 안에 '새로운 마음'이 생겨났음을 느껴왔다고 한다. 그 새로운 마음은 오토바이 사고로 숨지면서 그녀에게 심장과 폐를 기증한 한 젊은 남성의 성격이었다. 심장과 폐를 이식받으면서 새로운 인격까지 이식받게 된 것이다. 현대의학으로는 도저히 해석되지 않아 이 사실을 무시하는 사람도 많지만, 이와 비슷한 사례는 더 있다고 한다.

의학적 관점에서 보면 심장은 산소를 온몸으로 내보내는 장기에 지나지 않는다. 하지만 실제로는 그 이상의 기능을 하는 것으로 느끼는 사람들이 있다는 것이다. 이는 소화기관인 장에 관해서도 마찬가지다. 장은 음식물을 소화·흡수·배설하고, 질병을 예방하는 면역 체계의 중추 역할을 하는 등 다양한 기능을 수행하면서 마음(감정)과도 깊은 관계를 맺고 있다. 생각하는 행위와 느끼는 행위는 서로 다르며, 그중에서 느끼는 행위는 장이 맡고 있다는 말이다.

'장이 느끼는 것'이 마음의 기원이다

생물의 계통발생학적 관점에서 보면 심장과 폐는 물고기의 호흡기관인 아가미에서 처음 생겨났다. 그러면 아가미는 어디에서 생겨난 걸까? 바로 장의 일부가 변화한 것이다.

진화의 계통을 거슬러 올라가다 보면 인류의 조상인 초기 척추동물은 입부터 항문까지 이어진 한 개의 소화관, 즉 장 하나로 이루어져 있었다. 이 단계에는 아직 뇌가 생기지 않았다. 장에서 심장이나 폐와 같은 장기들이 생겨나고, 장벽과 체벽(몸통 안쪽 벽)에 있던 신경들이 서로 이어져서 뇌가 생겼다고 추정된다. 그러니 심장에 마음[心]이 있다고 하면 당연히 그 근원은 장에 있는 것이다. 즉 '장이 마음의 기원이다'.

'마음은 장에도 심장에도 존재한다'라고 주장하는, 내장을 중심으로 한 신체관(身體觀)은 현대의학적 시각으로는 생뚱맞아 보일 것이다. 하지만 동양의 신체관에 동의하거나, 적어도 무예·무술, 요가, 단전호흡, 지압 요법 등을 터득한 사람이라면 배(복부)가 신체의 중심부 이상의 의미를 가진다는 점을 이해할 것이다.

동양의 전통적 신체관은 '지(知), 정(情), 의(意)'로 요약된다.

● **지(知)** : 사고. 머리(뇌)의 자아가 관장한다.

● **정(情)** : 감정. 가슴(심장)의 자아가 관장한다.

● **의(意)** : 의지·의욕. 배(장=복부)의 자아가 관장한다.

머리는 물론이고 가슴과 배에도 자아가 존재한다고 본 것이다. 요컨대, '나'는 뇌라는 '부분'이 아닌 몸이라는 '전체'에 존재한다는 의미다.

동양에서는 이 세 개의 자아 가운데서도 배(장)의 자아를 단련하는 게 가장 중요하다고 여겨왔다. 생물의 계통발생을 거슬러 오르면 뇌의 자아도 심장의 자아도 모두 장에서 생겨났기 때문이다. 그리고 장은 오늘날 우리 몸에 비추어보

▪▪ 장은 마음의 기원이다

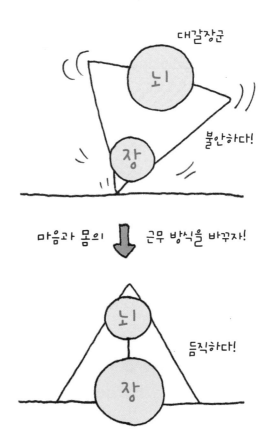

대갈장군

뇌

장

불안하다!

마음과 몸의 근무 방식을 바꾸자!

뇌

장

듬직하다!

머리를 너무 많이 쓰면 우리는 위의 그림처럼 매우 불안정한 상태가 된다. 장의 운동을 활성화하면 무게 중심이 안정되어 몸과 마음이 균형을 이룬다.

면 배에 해당한다.

중요한 점은 이 세 개의 자아가 균형을 잡는 것이다. 머리
(뇌)의 자아만으로는 몸에서 일어나는 힘차고 활발한 생명활
동을 느끼지 못한다. 사는 게 무엇인지 깨닫지 못한다. 이같
이 삶의 의미를 상실한 상태를 나는 '대갈장군'이라고 일컫
는다.

'우리는 장에서 생겨났다. 뇌는 우리의 기원이 아니다'라
는 말은 "음식물을 소화·흡수·배설하는 현상이 '산다'는 행
위의 원점"이라는 뜻을 담고 있다. '산다'는 것은 '먹는다'는
것이다. '먹는다'는 행위는 장이 꿈틀거리는 현상이며, 여기
에 '느낀다'라는 행위의 기원이 있다. 생물은 뇌가 생겨나기
훨씬 이전부터 끊임없이 무엇인가를 하고자 느끼면서 살아
왔으며, 소화관인 장은 느끼는 기능의 주체였다. 물론 고등
생물로 진화한 인간도 그 기능을 물려받았다. 소화관인 장
은 세포 분화를 거쳐 폐·심장·뇌 등에 기능을 나누어 주면
서 세 개의 자아로 상징되는 보다 복잡한 의식을 형성했지
만 의식의 원점은 어디까지나 '장'에 있다.

▟▟ 머리, 가슴, 배의 균형이 소중하다

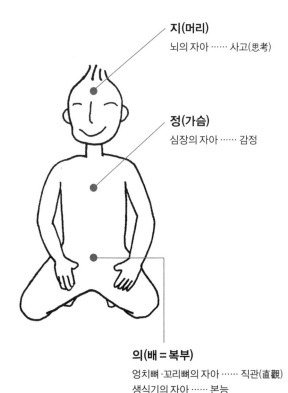

지(머리)
뇌의 자아 …… 사고(思考)

정(가슴)
심장의 자아 …… 감정

의(배 = 복부)
엉치뼈·꼬리뼈의 자아 …… 직관(直觀)
생식기의 자아 …… 본능

살아가는 데에는 '지', '정', '의'의 균형이 소중하다. '지'에 치우치면 대갈장군이 될 뿐만 아니라 신체의 중심인 배에서 잠자는 본능이나 감정, 직관을 잃어버린다. 심신이 균형을 이루려면 무게의 중심을 안정시키고 뱃속을 편안하게 해야 한다. 그렇게 하면 자신의 내면에 존재하는 자아와 대화할 수 있다.

먹은 음식이
장과 마음의 건강을
좌우한다

장은 마음(감정)의 근원이면서 음식물을 소화·흡수·배설하는 역할을 한다. 이 두 가지를 연결해 생각하면 평소 우리가 먹는 음식이 신체 건강은 물론 정신 건강도 좌우한다고 말할 수 있다. 즉 장의 활동이 불안정하면 심리적 안정감도 흔들린다. 그렇기에 장이 불안정한 시기에 생긴 고민은 더욱 심각하게 와 닿는다. 장과 마음 사이에는 이런 인과관계가 성립한다.

'장이 더러우면 마음도 더러워진다. 장이 깨끗하면 마음도 깨끗하다.'

쉽게 생각해보자. 우리는 배가 살살 아프면 마음이 초조하고 불안해 침착함을 잃어버린다. 반면, 이유도 없이 조마조마하고 불안할 때가 있는데 그것은 정신력이 약해서가 아니라 장이 그렇게 반응하고 있어서인지도 모른다. 그 사실을 안다면 공연히 자신을 원망하지 않을 것이며, 감정이 흔들리는 상황에서 벗어나기 위해 장을 깨끗이 하려는 노력을 하게 될 것이다. 장이 건강해져서 뱃속이 안정되면 의욕이 생기고 각오를 다질 수 있을 만큼 서서히 마음이 단단해진다. 이런 상태에서는 조금 불안한 일이 생기더라도 마음에 담아두지 않고, 괴로운 일이 생겨도 맞서서 해결하려는 의욕이 솟아난다.

생물에게 자아의 욕구란 '살고 싶다'는 의사 표현이므로 그 자체를 나쁘다고 할 수는 없다. 하지만 장의 활동이 불안정해 대사 작용이 원활하지 못하면 신체가 손상되는 것은 물론 살고자 하는 자아의 욕구도 삐뚤어진다. 자아가 삐뚤어지면 의욕이 넘치고 매우 활기가 넘쳤던 사람도 판단력이 흐려진다. 게다가 본능적인 욕구를 적절히 조절하지 못해서 주위 사람들과 충돌을 일으키기 쉽다. 그래서 장과 마음의 관계를 이해하고 자신의 장과 성질이 맞는 식품을 매일 먹는 게 중요하다.

두뇌 쓰는 법을 가르치는 강연회는 많이 열리는데, 장 활동과 정신력의 관계를 알려주는 강좌는 거의 없다. 음식이 중요하다는 이야기를 들어도 고작 "장 속을 개선하는 것이 몸에 좋아!"라며 신체 건강만 생각하기 일쑤다. 하지만 먹은 게 충분히 소화되지 않아서 장 활동이 불안정해지면 뇌의 분별력이 흐려지는 만큼 뇌로는 조절할 수 없는 힘이 장(복부)에서 잠자고 있다.

세로토닌의
90% 이상이
장에서 분비된다

장과 마음의 관계와 관련해서 짚어볼 사항이 또 하나 있다.

정신의료 분야에서는 우울증의 원인을 '세로토닌(serotonin)이 부족해서'라고 말한다. 이런 이유로 세로토닌이라는 신경전달물질의 작용을 조절하는 것이 우울증 개선의 핵심 치료법 중 하나로 손꼽힌다. 하지만 세로토닌의 작용을 항우울제와 같은 약물로 조정하려고 하면 반드시 부작용이 생기고 만다.

항우울제를 쓴다는 것은 약의 힘으로 뇌 활동을 조절한다는 얘기인데, 과연 이런 방법으로 어느 정도 효과를 볼 수 있을까? 여기까지 읽어온 독자라면 방법에 문제가 있다는 것을 눈치 챘을 것이다. 왜냐하면 이 방법은 장 활동을 안정시키는 것과 전혀 연관성이 없기 때문이다.

물론 어떠한 방법을 쓰더라도 치유만 할 수 있다면 문제될 게 없다. 하지만 최근 10년간의 통계를 보면 정신과 또는 심리치료 내과의 숫자가 늘어나면서 우울증 환자의 수도 같이 늘고 있다. 이러한 사실에는 다음의 두 가지 의미가 숨어 있다.

① '뇌 속의 세로토닌 분비가 우울증 발병과 관계있다'는 말은 가설일 뿐 과학적으로 검증된 바가 없다.
② 세로토닌의 95%는 장이 꿈틀운동을 할 때 장에서 분비된다. 뇌 속에서 분비되는 양은 고작 3%뿐이다.

①에 관해서는, 과학은 기본적으로 가설에서 출발하므로 그 자체를 문제 삼는 것은 아니다. 다만 항우울제 등의 약품이 이런 가설을 전제로 개발된 것이라서 여기에 문제가 생기면 정신의료의 토대 자체가 크게 흔들린다. ②에 관해서도, 이 사실을 처음 알게 된 사람은 상당히 놀랐을 것이다. 이 두가지를 합치면 다음의 결론에 이른다.

'①이 어디까지나 가설인 데다 그 가설을 기초로 한 약물

▪▪ 세로토닌의 90% 이상이 장에서 분비된다

장이 꿈틀운동을 하면

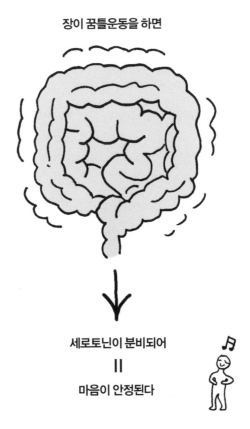

세로토닌이 분비되어

=

마음이 안정된다

마음의 작용을 조절하는 세로토닌은 뇌에서 분비되는 신경전달물질의 하나로 알려졌다. 하지만 실제로는 전체 양의 95%가 장이 꿈틀운동을 할 때 장에서 분비된다. '장이 꿈틀운동을 하면 세로토닌이 분비되어 마음이 안정된다'라고 인식하면 정신 안정의 메커니즘을 충분히 이해할 수 있다.

치료는 효과를 충분히 거두지 못하고 오히려 환자 수만 늘리고 말았다.'

장이 제대로 꿈틀운동을 한다는 것은 소화·흡수·배설이 원활하고, 앞서 설명했듯이 세로토닌도 충분히 분비되어 장 활동이 지극히 안정된 상태를 말한다. 이런 상태일 때 마음은 아주 평온하다. 장 활동이 이 상태를 회복할 수 있다면 그것만으로도 우울증 증세가 상당히 개선되지 않을까?

뇌 속의 세로토닌 작용이 우울증 발병에 관여한다는 가설이 사실일지도 모른다. 하지만 이 책에서 소개한 대로 장을 제대로 돌보면 복잡한 뇌 속에 일부러 약물을 투여하는 위험을 무릅쓸 필요가 없다.

우리는 그동안 원천 기관인 장을 과소평가한 나머지 조금은 소홀히 대해왔다. 뇌 활동을 연구해 두뇌 강화 훈련 등에 활용하는 것도 필요하지만 그런 훈련이 유행처럼 번진 탓에 더욱 근원적인 자아는 어두운 암흑 속에 갇히고 만 것이다. 그 영향으로 잠재능력도 발휘할 수 없게 되었다.

강조하는데, 장은 '제1의 뇌'이며 뇌는 장의 활동에 순응한다. 이 책을 읽다 보면 예부터 탐구되어온 '깨달음'이라는 현상도 장 활동과 깊이 연관되어 있다는 사실을 차차 알게 될 것이다.

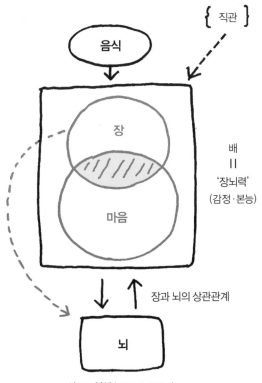

장과 마음(감정·본능)이 밀접하게 연결되어 있다고 전제하면, 매일 먹는 음식의 중요성이 또 다른 각도로 새롭게 인식될 것이다. 장과 성질이 잘 맞는 음식으로 식사 내용을 바꾸는 것은 '장=마음'의 안정으로 이어지고, 뇌 활동도 활발해진다. 또 외부로부터 정보를 포착하는 힘인 직관력을 높여준다. 이처럼 장과 마음이 몸과 조화를 이루면서 장뇌력이 연마된다.

감정과
직관은
어떻게 다른가

인류의 조상인 초기 척추동물은 단순한 신경 줄(신경 다발) 과 소화관(장)만으로 생존했다. 이러한 원시생물은 인간처럼 생각하는 능력이 있지는 않았지만 살아있으므로 느끼는 기능은 있었다. 머리가 아닌 장에서 말이다. 그렇게 느낀 감정이 신경을 통해 근육에 전달되어 행위가 일어났다. 적어도 원시생물은 그렇게 살아갔다. 그후로 뇌가 발달했다고 해서 이러한 감각이 전부 없어졌다고 여기는 것은 우스운 이야기이다. 오히려 생물 수준의 느끼는 힘에 생각하는 힘이 더해졌다고 볼 수 있다.

진화한 생물이라면 본디 이 두 힘을 자유자재로 쓸 수 있어야 한다. 하지만 현대인은 생각하는 힘에만 치우친 나머지 느끼는 힘을 충분히 발휘하지 못하는 경우가 많다. 이는 생물의 본능인 '살고자 하는 의욕'을 잃어버리고 어느새 대갈장군이 되고 말았다는 뜻이다.

지금 당장 대갈장군 상태에서 벗어나는 방법을 알고 싶겠지만, 그 대답은 잠시 미루겠다. 마음이나 감정 너머에는 더욱더 모호한 의식의 세계가 있으며, 그 세계에 대해 꼭 얘기하고 넘어가야 하기 때문이다. 그것은 다름 아닌 '영혼'의 세계다.

영혼이라는 말을 쓰면 종교적 색채가 짙다는 이유로, 혹은 과학이나 의학의 대상이 아니라며 듣기 싫어하는 사람도 있겠지만 영혼을 무시해버리면 사람이 더 나은 삶을 사는 데 꼭 필요한 '직관력'이나 '인격'의 본질을 파악하기가 어려워진다. 장뇌력을 갈고닦는 진정한 목적도 사실은 여기에 있다. 그러니 선입견을 버리고 '영혼이란 무엇일까?'를 생각해보자. 이를테면 WHO(세계보건기구)에서는 건강을 이렇게 정의한다.

'건강이란 신체적·정신적·사회적으로 완벽히 양호한 상태를 말하며, 단순히 질병에 걸리지 않았거나 허약하지 않

은 것을 뜻하지는 않는다.'

그런데 최근 이 정의에 '영적으로(spiritual)'라는 표현을 더해야 한다는 논의가 분분하다. '매우 좋은 영적 상태'도 건강의 정의에 포함되어야 한다는 말이다. 혹자는 '영적인 것이 정신적인 것과 어떻게 다른가? 같은 것이 아닌가?'라고 생각할 것이다. 결론을 얘기하면, 여기서 말하는 '정신적'이란 마음의 상태를 가리키는 것으로 '영적'이라는 표현과는 뜻이 크게 다르다. 예부터 동양에서는 이 두 가지를 명확하게 구별해왔다. 그래서 '사람이 죽은 후에 마음은 사라져도 영혼은 그대로 있다'고 믿었다.

직관의 안테나는 어디에?

그러면 영혼이란 도대체 무엇일까? 영혼과 마음의 차이가 이해되지 않는다면 두 단어를 '직관'과 '감정'으로 바꾸어보자. 직관은 '외부로부터 정보를 포착하는 안테나'와 같다. 이는 장에서 시작된 감정(마음)과 어딘지 모르게 성질이 다르다. '순간적으로 번쩍이는 것은 직관'과 '마음으로 느끼는 것은 감정', 이렇게 생각하면 두 단어를 확실히 구분할 수 있으리라.

직관이 안테나가 신호를 감지하듯 포착된다고 치고, 그렇다면 그 안테나는 어디에 붙어 있을까? 일반적으로는 뇌를 떠올릴지도 모르겠다. 이런 식으로 직관과 감정을 구별할 수도 있겠지만, 여기에는 함정이 있다.

예컨대, 축구 경기가 펼쳐지는 장면을 떠올려보자. 선수가 머리로 일일이 생각하면서 행동한다면 물 흐르듯이 경기를 할 수 있겠는가? 야생동물은 축구 선수 이상으로 '아무것도 생각하지 않는다'. 느낀 대로 행동하므로 생각해서 행동하는 인간에 비해 훨씬 자연스럽게 움직일 수 있다. 생각하자마자 행위로 바로 이어지지 않으면 직관도 '문득 떠오른 생각'에 지나지 않는다. 야생동물은 '문득 떠오른 생각'에 따라 행동하면 도저히 살아갈 수 없다. 그런 의미에서 뇌에는 안테나가 없다.

이러한 점을 근거로 하면 마음(장)에도 머리(뇌)에도 속하지 않는 직관의 본질이 어렴풋이 드러난다.

- 느끼다 → 마음(장)
- 생각하다 → 머리(뇌)
- 번쩍이다(직관하다) → ?

옛사람들은 '번쩍이다, 직관하다'를 영혼이라는 개념과 연관해 '영감(靈感)'이라고 불렀다. 종교나 철학의 세계에서는 '계시'라는 단어를 사용하는데, 이 말도 '마음으로 느끼다'라는 개념과 어딘가 달라 보인다. 조금 전에 이야기한 'WHO 건강 논의'까지 들추지 않더라도 마음이 건강한 것과 영적으로 건강한 것의 차이도 엿보일 것이다. 영혼이라는 개념은 인간의 본능과 관련지어서 과학적으로 인식해야 하는 감각의 하나라고 할 수 있다. 장뇌력을 갈고닦는 일은 직관력을 기르는 길이다.

직관은
뇌가 아닌 꼬리뼈가
포착한다

품격, 직관과도 의미가 통하는 영성은 어떻게 연마하고 그 수준을 높일 수 있을까? 앞서 설명한 '직관과 감정의 차이'와 연관 지어 생각해보자.

마음(감정)은 소화관인 장과 직접적인 관계를 맺고 있지만, 직관은 신경계와 관계가 깊다. 신경은 외부의 자극을 포착하는 구실을 하며 몸속 구석구석까지 둘러쳐져 있다. 그러면 핵심인 '안테나'는 도대체 어디에 세워져 있을까?

축구 경기에서 물 흐르듯이 경기를 이어가려면 직관과 행위가 끊임없이 서로 연결되며 나타나야 한다. 직관과 행위가 일치할수록 더 자유롭게 경기를 할 수 있다. 경기 동작에서 행위의 출발점이 되는 무게중심이 바로 '복부' 또는 '단전(丹田)'이라 불리는 부위다. 복부에 위치한 소화관인 장에는 안테나를 세울 만한 장소가 없다. 우리가 주목해야 할 것은 신경의 작용이다. 척추동물은 척추뼈를 따라서 중추신경(척

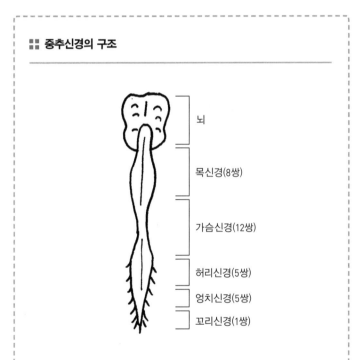

⊞ 중추신경의 구조

뇌

목신경(8쌍)

가슴신경(12쌍)

허리신경(5쌍)

엉치신경(5쌍)

꼬리신경(1쌍)

장에서 생겨나는 감정·본능과 달리 외부로부터 정보를 포착하는 직관(inspiration, 영감)에는 신경의 작용이 관여한다고 추정된다. 신경의 가장 중요한 부분을 차지하는 게 중추신경(척수)다. 우리 몸의 중심인 복부(장)와의 상관관계 측면에서 보면 뇌보다는 엉치뼈·꼬리뼈에 있는 신경(엉치신경·꼬리신경)이 더 중요하다고 할 수 있다.

수)이 뻗어 있다. 그중에 우리 몸의 무게중심에 해당하는 엉치뼈에는 5쌍의 신경(엉치신경)이, 끝 부분인 꼬리뼈에는 1쌍의 신경(꼬리신경)이 있다. 우리 몸의 구조를 살펴보면 뇌의 반대 위치에 있는 꼬리신경이 안테나에 어울린다는 생각이 든다. 꼬리뼈는 동물의 꼬리가 없어지고 흔적만 남아 있는 부위이다. 흔히들 퇴화한 유물처럼 인식하지만 그곳에는 엄연히 1쌍의 신경이 뻗어 있다. 꼬리신경은 겨우 1쌍이지만, 이 신경이 포착한 정보는 행위의 출발점인 엉치뼈에 즉각 전달된다. 야생동물의 슬기롭고 날렵한 동작은 꼬리뼈와 엉치뼈의 연동으로 보는 게 이치에 맞다.

생물은 뇌가 형성되기 이전부터 늘 무엇인가를 느끼고 그것을 이루고자 살아왔다. 척추동물의 역사만 보더라도 족히 5억 년 이상이다. 기원을 따지자면 뇌가 만드는 '생각'보다는 척수에서 생기는 '직관', 장에서 느끼는 '감정'과 '본능'이 한층 오래되었다.

우리 몸의 기능을 제대로 조사해보면 다음과 같은 역설이 자연스럽게 성립된다.

● 뇌를 아무리 단련해도 직관이 연마되지 않는다.
● 머리 쓰는 일을 그만두었을 때 비로소 직관이 생긴다.

:: 동물은 '꼬리'로 직관을 포착한다

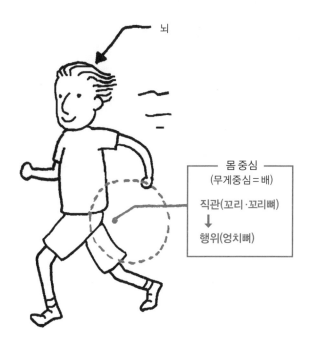

뇌

몸 중심
(무게중심 = 배)

직관(꼬리·꼬리뼈)
↓
행위(엉치뼈)

직관을 머리(뇌)로 포착한다면 행동으로 옮기기까지 시간차가 생겨 물 흐르듯이 움직일 수 없다. 먼저 꼬리(꼬리뼈)로 정보를 포착해 몸의 중심부(무게 중심)인 배로 정보를 전하는 구조가 더 자연스럽다. 뇌가 직관을 인식해 어떤 행위인지를 파악하는 것은 동작이 끝난 뒤의 일이다.

깨달음은
'생물로서의 나'를
기억해내는 일이다

'깨달음' 하면 아무나 할 수 없을 것 같다는 생각이 먼저 들지도 모르겠다. 하지만 꼭 그렇지만도 않다. 지금까지의 설명을 되새겨보면 깨달음이 상당히 간단한 현상임을 알 수 있다.

먼저 '직관은 단 한 쌍밖에 없는 꼬리신경과 연결된다'는 정의를 기억하자. 이 정의는 어디까지나 인체 구조를 기반으로 이끌어낸 가설이지, 과학적으로 증명할 수 있는 이야기가 아니다. 하지만 '단 한 쌍의 신경과 연결된다'라는 말을 핵심어로 하면 재미있는 현상을 파악할 수 있다.

:: 뇌가 만들어낸 환상에서 벗어나자

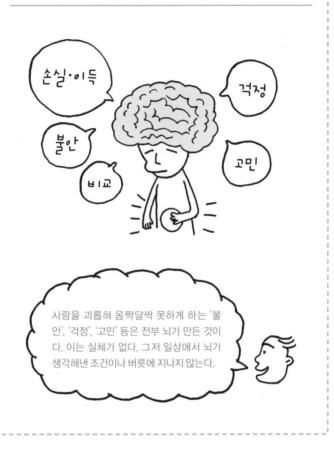

손실·이득

걱정

불안

비교

고민

사람을 괴롭혀 옴짝달싹 못하게 하는 '불안', '걱정', '고민' 등은 전부 뇌가 만든 것이다. 이는 실체가 없다. 그저 일상에서 뇌가 생각해낸 조건이나 버릇에 지나지 않는다.

일류 피아니스트의 연주 장면을 떠올려보자. 양 손가락을 자유자재로 움직여 건반을 두드리는 동작은 연습을 많이 했더라도 아무나 흉내 내지 못한다. 손가락 끝의 신경이 하나하나 다른 신경들과 연결되어 양 손가락이 무의식적으로 움직여야만 물 흐르듯 훌륭하게 연주할 수 있기 때문이다.

'물 흐르듯'이 하는 행동은 축구와 같은 스포츠에서도 원리가 같다. 경기 종목에 따라서 어떤 신경을 어떻게 연결해야 하는지는 달라지겠으나, 필요한 부위가 연결되지 않으면 그만큼 동작이 어색해지는 것은 마찬가지다. 이렇게 보면 능력을 기른다는 것은 '연결되지 않은 신경을 연결하는 일'이라고 할 수도 있겠다. 네트워크가 많을수록 인재로 대접받으며, 사고방식이 적극적인 사람은 더 적극적으로 살고자 노력한다. 지인(知人)이 많으면 할 수 없던 일이 가능해지고 모르던 것을 알게 된다고 믿는다. 그렇게 노력을 거듭해 네트워크를 늘려가면 언젠가 '깨달음'과 같은 세계가 열리리라고 기대하는지도 모르겠다.

허나 깨달았다고 해서 갑자기 유능해질 리도 없고 인간성이 좋아지거나 고민이 전부 사라지지도 않는다. 깨닫는 것만으로 모든 것이 잘된다는 게 아니라는 말이다. 중요한 점은 생물로서의 나와 '연결되는' 것이다. 내가 존재하는 세계와 '연결되었다'는 감각을 회복하는 것이다. 이 '연결되었다'는 감각이 있으면 능력이 있든 없든 당당하고 자신있게 살아갈 수 있다.

머리로 생각하는 행위에서 벗어날 수 있으면 그만큼 직관도 몸에 배기 쉬워지리라.

■■ '생물로서의 나'와 연결된다

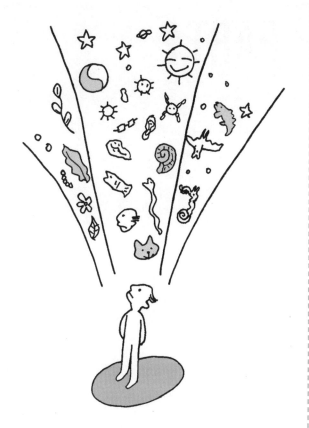

뇌는 '나'라는 존재를 가두고 있는 감옥과 같다. 그곳에는 외로움, 고민, 갈등이 항상 따라다닌다. 그런 자유롭지 못한 세계에서 벗어나려면 생물로서의 감각이 깃들여 있는 장(배)을 깨끗하게 함으로써 활성화시켜 직관을 포착하기 쉬운 상태로 만들어야 한다. '생물로서의 나'와 연결되는 것은 마음의 평안으로 이어져 당당하고 자신있게 살아가는 생명력의 원천이 된다.

PART 2

장뇌력은
무엇을 먹는가와
관련 있다

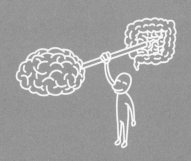

음식을 먹으면 영양분이 대사 작용을 통해 피와 살이 되고 감정과 생각을 만든다. 그 중심에 장이 있다. 즉석식품, 정제식품 같이 장과 성질이 맞지 않는 음식을 먹으면 장의 활동이 나빠지면서 불안한 감정이 나타나고, 장 속에 변이 쌓여 부패하고 유해균이 많아지면 우울한 마음까지 생긴다. 삶의 즐거움도 느끼지 못한다. 즉 음식의 질이 떨어지면 세포의 질이 떨어지고, 세포로 이루어진 우리의 몸과 마음의 질도 떨어진다.

무엇을 먹느냐가
'나'를 만든다

인체는 40~60조 개의 세포로 이루어져 있다. 나이나 체격에 따라 조금은 차이가 있지만 세포를 기본으로 한다는 점은 누구나 같다. 그렇기에 세포의 활동성이 건강 상태와 크게 관련되어 있고 '더 건강해지고 싶다', '재능을 펼치고 싶다', '젊어지고 싶다'와 같은 소망을 이루는 것도 세포의 활동성과 관계가 있다.

그렇다면 무엇이 세포의 활동성을 결정지을까? 정답은 호흡과 식사다. 호흡으로 폐에 들어온 산소와 식사로 장에 들어온 영양소가 몸 곳곳의 세포로 운반되어 활동에 필요한 에너지가 된다. 영양소의 하나인 단백질은 소장에서 아미노산으로 분해되며, 그 대부분은 세포에서 다시 단백질로 합성된다. 이 단백질이 몸속의 모든 기관, 즉 근육·골격·장기·혈관·신경 등의 재료가 된다.

한마디로 '먹은 음식물이 피가 되고 살이 된다'. 미국 격언에도 'You are what you eat(네가 먹는 것이 곧 너다)'라는 말이 있는데, 이 말은 '우리는 먹는 음식물 이상의 존재가 될 수 없다'는 뜻도 된다. 여러분에겐 충격적일지 모르겠으나 맞는 말이다. 그리고 꽤 많은 사람들이 이 사실을 잊고 살아간다.

마음가짐이나 생각, 행동방식을 바꾸면 변할 수 있다고 생각하는데 생각하거나 행동하는 우리의 바탕이 세포이고 세포 대부분은 음식물에서 만들어지므로 마음가짐이나 생각, 행동방식의 변화 역시 먹은 음식물이 바탕이 된다고 할 수 있다.

그러면 도대체 무엇을 얼마만큼 먹는 게 좋을까? 세포를 활성화하는 식사란 어떤 것일까?

이때 기준이 되는 기관이 바로 장이다. 뇌도 세포로 이루어져 있으며 영양소를 장으로부터 공급받지 못하면 제대로

:: 장이 활동한 덕에 뇌도 활동한다

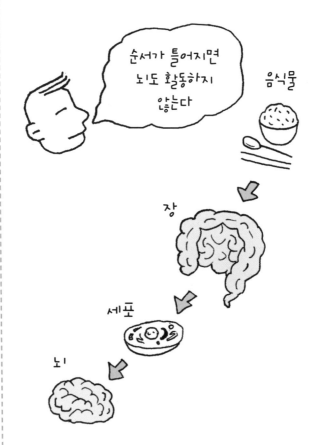

뇌 훈련 게임이 유행하고 있지만, 뇌만 단련해봤자 머리가 좋아지지 않는다. 뇌세포를 활성화하는 데 근본이 되는 것은 식사다. 음식물을 잘못 선택하면 장의 소화 작용이 나빠져서 영양소를 에너지로 바꾸는 세포의 작용이 원활하지 못하게 된다. '장이 활동해야 뇌도 활동하는' 관계를 알아야 한다.

작용할 수 없다. 한마디로, 장이 건강해져야만 뇌 활동도 활기차진다. 앞에서도 강조했지만 많은 몸속 기관 중에 뇌가 으뜸인 것처럼 보이지만 사실은 장이 먼저이고 뇌는 그다음이다. 음식물이 몸에 들어오면 장·혈액·세포는 하나로 이어진다. 이를 대사(代謝)라고 부르며, 생물의 바탕이 되는 매우 중요한 활동이다. 대사 작용을 막힘없이 처리하는 것이 장을 활기차게 하는 기본이며, 장뇌력의 골자이다.

고기는 더 이상 양질의 단백질원이 아니다

그렇다면 어떤 음식을 먹는 게 좋을까?

이 문제를 따지다 보면 일반적으로 알려진 영양학 지식이 반드시 믿을 만한 것이 아니라는 사실을 알게 된다. 이를테면 우리는 음식에 들어 있는 탄수화물(당질), 단백질, 지방이라는 영양소를 흡수해 몸이 활동하는 데 필요한 에너지로 바꾸기 때문에 이 3대 영양소를 균형적으로 섭취하는 게 중요하다고 알고 있다. 하지만 이 '균형적'이란 말이 수상쩍다. 단백질을 예로 들어보자.

단백질은 크게 동물성과 식물성으로 나뉜다. 가장 잘 알려진 동물성 단백질 식품은 육류, 어패류, 우유와 유제품 등이다. 식물성 단백질은 콩류를 비롯해 곡류, 견과류, 해조류 등에 많다. 단백질은 섭취하면 소장에서 아미노산으로 분해되어 온몸의 세포로 보내진다. 이 아미노산류 가운데 인체가 생성할 수 없는 것을 필수아미노산이라 이르며, 전부 9종류가 있다. 몸속에서 생겨나지 않으므로 반드시 식사를 통해 섭취해야 하는 성분이다. 이 필수아미노산을 전부 포함하고 있는 것이 육류 등의 동물성 단백질이라는 이유로 지금까지 영양학계에서는 "육류가 양질의 단백질원(源)이다"라고 주장하고 있다. 실제로 그 말을 믿고 육류를 자주 먹는 사람들이 많다.

물론 수치를 보면 그렇게 생각하기 쉽다. 하지만 그런 '양질의 단백질원'이 체내에서 어떻게 소화·흡수되고 얼마만큼 에너지로 바뀌는지를 조금만 더 깊이 생각하면 반드시 육류가 양질의 단백질원이라고는 할 수 없다. 왜냐하면 육류 등의 동물성 식품의 성질이 장에 그다지 맞지 않기 때문이다. 여러 이유가 있지만, 나는 육류에 식이섬유가 전혀 들어 있지 않다는 점에 주목한다.

식이섬유는 장에서 소화·흡수되지 않아서 영양소라고는 할 수 없으나, 소화되지 않은 채 대장으로 운반되어 장의 꿈틀운동을 돕는다. 꿈틀운동은 장이 단독으로 움직여서 생겨나는 현상이 아니라 원래 음식에 들어 있는 식이섬유와 함께 움직이며 생겨난다. 그러므로 식이섬유가 부족하면 장이 필요 이상으로 꿈틀운동을 해야 하고, 이 상태가 오래 지속되면 장벽이 두꺼워지고 딱딱해지고 만다. 이같이 바람직하지 못한 운동이 되풀이되면 장이 만성피로에 시달리고 꿈틀운동도 둔해진다. 그 결과 변이 장에 머무르는 시간이 길어져서 여러 가지 해로운 물질이 생기고 유해한 균이 번식하기 시작해 장 속은 마치 음식물 쓰레기통처럼 되고 만다.

평소 냄새가 독한 방귀를 자주 뀌는 사람은 자신의 장 속에서 음식물이 부패해 유해가스가 생기고 그것이 방귀로 배설되는 것임을 알아야 한다. 이처럼 방귀는 단지 냄새 나는 가스에 머무르지 않고 장이 얼마나 더러워졌는지를 나타내는 잣대 역할을 톡톡히 한다.

필수아미노산의 함량보다는 '음식의 성질'이 장에 맞는지가 더 중요하다. 왜냐하면 모든 영양소는 장에서 소화되어야만 세포로 운반될 수 있기 때문이다.

장과 궁합이 잘 맞는 식품들

사람마다 차이는 있겠지만, 대체로 장 속의 유해물질은 혈액에 흡수된 뒤 온몸의 세포로 보내져 세포의 기능을 떨어뜨리는 원인이 된다. 물론 성질이 장에 맞지 않는 음식물은 육류 이외에도 더 있다. 뒤에 자세히 설명하겠으나 간단히 정리하면 두 가지로 요약된다.

① 동물성보다는 식물성이 장에 맞는다.
② 같은 식물성 식품이라도 가공을 하면 장과 성질이 맞지 않게 된다.

①은, 예컨대 같은 단백질이더라도 육류보다는 식물성인 콩류의 성질이 장에 잘 맞는다는 말이다. 여기에는 콩으로 만든 두부, 청국장, 콩비지 등이 포함된다. 이와 마찬가지로 두유가 우유보다 장에 더 잘 맞는다. 같은 동물성 중에서는 육류보다는 생선의 성질이 장에 더 맞는 편이다. 이는 함유된 지방이 서로 달라서 그렇다. 단백질 식품 중에서 성질이 장에 잘 맞는 순서는 콩류, 생선, 육류 순이다.

②는 될 수 있으면 식물을 정제하지 않고 낱알 상태로 먹는 게 좋다는 뜻이다. 쌀이라면 백미보다 배아미와 현미가 좋고, 밀은 하얀 밀가루보다 정제하지 않은 통밀가루가 좋다. 왜냐하면 정제 과정에서 식이섬유가 깎여나가 육류를 먹었을 때처럼 장의 꿈틀운동에 어려움이 생기고, 당(糖)의

∷ 같은 영양소여도 음식에 따라 장이 선호하는 정도가 전혀 다르다

● 단백질
동물성인가, 식물성인가에
따른 장의 선호도

 < <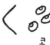

육류　　　　　생선　　　　　콩

● 당질
가공 정도에 따른 장의 선호도

 <

빵(가루)　　　　밥(낱알)

영양학적으로 같은 단백질이고 당이어도 그것을 먹었을 때 장의 반응은 크게 차이가 난다. 음식에 들어 있는 영양소나 열량만으로 판단하지 말고 장에서 세포에 이르는 '몸의 반응'에 신경 쓰자. 장과의 궁합을 고려하면 동물보다는 식물이, 가루보다는 낱알이 더 우수한 식품이다.

∷ 장과 성질이 맞는 식품인지 따져보자

● 성질이 맞는 식품

채소　　　　밥(지나치게 정제하지　　　발효식품
(특히 뿌리채소)　　않은 곡물류)　　(된장, 청국장 등)

● 성질이 맞지 않는 식품

육류　　　　빵(정제한 곡물류)　　　청량음료

장과 성질이 맞는 식품인지 따져보면 현대인이 얼마나 장에 나쁜 음식을 먹고 사는지 알 수 있다. 영양소가 있느냐 없느냐보다는 먹은 것이 어떻게 소화되는지가 더 중요하다.

흡수가 빨라지므로 혈당치가 단숨에 상승해 당뇨병에 걸릴 위험이 커진다. 그러므로 육류 반찬에 흰밥, 빵, 파스타 등을 함께 먹으면 장에 부담을 주기 쉽다. 식이섬유를 깎아낸 가공 식품은 에너지 효율이 그다지 높지 않다.

육류 외에 장 운동에 도움이 되지 않는 식품도 있다. 우리가 먹는 음식 중에 청량음료, 초콜릿과 같이 칼로리만 높은 음식들이 그렇다. 이 음식들이 장 속에서 부패해 세포의 활동을 방해한다. 그 결과 몸이 무겁고 나른하며 의욕이 떨어지는 증상이 나타난다. 또 에너지가 제대로 생기지 않으므로 먹고 나서도 자꾸 더 먹으려고 한다.

장을 깨끗이 해서 뱃속을 안정시키자

감정이 좋았다 나빴다 하는 것은 살아있기에 가능한 일이다. 하지만 그 정도가 심하면 정신적으로 불안정해지는 것은 물론 몸속 기관들이 부담을 느껴 결국 신체 건강까지 나빠진다. 우리의 몸과 마음에 가장 큰 피해를 주는 감정 상태는 스트레스다. 스트레스의 근원이 장에 있다는 사실을 아는 사람은 많지 않다. 장과 마음의 관계 역시 무엇을 먹느냐가 중요한데도 말이다.

장과 마음의 관계를 알 수 있는 단적인 예가 있다. 장은 소화관의 주체이기 때문에 장과 맞지 않는 음식을 계속 섭취하면 그 자체가 스트레스가 되어 뱃속에 병이 생기고, 그로 인해 며칠째 변비가 계속되거나 설사가 멎지 않으면 누구라도 안절부절못하고 집중력을 잃어버리는 일이 많은 것이 그렇다. 현대인은 주로 장과 성질이 맞지 않는 식품을 먹기 때문에 업무에서 받는 스트레스보다 식사에서 오는 스트레스가 훨씬 더 클지도 모른다.

'음식 때문에 감정이 나빠져서 활력(생명력)이 떨어지고 만다'는 인과관계를 먼저 이해할 필요가 있다. 이것은 결코 이상한 이야기가 아니다. 장의 상태가 마음의 상태에 직접적으로 영향을 주고 있다는 사실은 동양의학에서 예부터 지적해온 터라, 그동안 우리가 '뇌에 마음이 있다'고 짐작하고 장(배)과 마음의 관계를 깨닫지 못했던 게 문제라고 할 수 있다.

일상에서 어떤 일로 스트레스를 받았을 때 근본적으로 필요한 것은 문제에 대응할 수 있는 활력(생명력)일 것이다.

옛날에는 활력이 있는 사람을 두고 '배짱이 두둑하다'라고 평가했다. 여기서 말하는 배[腹·복]는 장의 활동을 말한다. 현대인이 가장 많이 잃은 것은 이런 '배'의 감각이다. 이 감각은 활력뿐만 아니라 정신적인 안정과도 관계가 있다. 뱃속이 불편하면 감정이 흔들려서 좀처럼 마음이 안정되지 않으며, 뱃속을 편안하게 해서 마음이 차분해지면 사람은 원래의 자신을 되찾는다. 그러므로 정신을 단련할 때 식사 내용을 개선하면 더욱 큰 효과를 볼 수 있다.

식물이 없으면 동물은 살지 못한다

뱃속의 상태를 평온하게 하려면 무엇을 먹어야 할까?

분명한 사실은 동물은 식물과 달리 스스로 에너지를 만들 수 없다는 점이다. 식물이 만든 양분(당질)을 받아서 에너지원으로 써야 한다. 이것이 '먹는다'는 행위이다. 요컨대, 동물은 식물을 먹고 사는 존재다. 그렇기에 동물은 식물 없이 살 수 없다. 식물이 스스로 에너지를 만들 수 있는 이유는 광합성을 하기 때문이다. 광합성이란 식물이 햇빛과 대기 중의 이산화탄소, 물을 이용해 당질(탄수화물)을 만드는 복잡한 과정을 말한다. 이 과정 덕분에 식물은 태양, 공기, 물 등의 자연적 조건만 갖추어지면 스스로 살 수 있다.

원료인 이산화탄소도, 생산된 당질도 탄소로 이루어져 있다. 대기 중에서 얼마든지 구할 수 있는 이산화탄소로 당질을 만들기 때문에 동물의 눈에는 마술처럼 보일 것이다. 광합성을 할 수 없는 동물은 이러한 식물의 마술에 의존할 수밖에 없다.

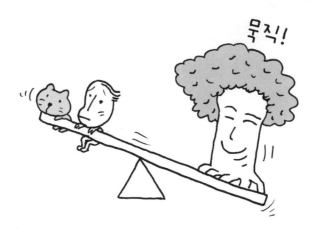

⠿ 식물은 독립된 개체이고 동물은 종속된 개체이다

묵직!

동물은 식물 없이 살 수 없다. 자연계에서 식물은 동물보다 더 자립적으로 살아간다.

게다가 동물은 살기 위해 식물이 광합성 과정에서 배설한 산소도 흡입해야 한다. 당질로부터 얻은 에너지만으로는 커가는 신체를 지탱할 수 없으므로 식물의 배설물인 산소까지 받아서 생명 유지에 필요한 에너지를 만드는 것이다. 이것이 호흡이며, 여기에는 미토콘드리아가 관여한다.

'먹고 숨 쉬다'라는, 생명의 토대가 되는 이 행위는 식물과 관계가 깊다. 그런 점에서 생물학에서는 식물을 독립영양생물, 동물을 종속영양생물이라고 하는 것이다.

식물을
많이 먹는 것보다
더 중요한 것은

'동물이 식물을 먹고 산다'는 말은 식물이 만든 당질을 우리가 먹는다는 뜻이다. 영양학에서는 이 당질을 탄수화물이라고 부른다.

정확히 말하면, 당질에 소화되지 않는 식이섬유가 합쳐진 물질이 탄수화물이다. 채소나 과일을 먹는 것이 얼마나 중요한지가 이 대목에서 드러난다. 쌀을 주식으로 한 동양인의 식사도 식물의 당질을 효율적으로 섭취하는 하나의 지혜였다.

그런데 채소와 과일, 밥을 많이 먹기만 해서는 안 된다.

중요한 것은 식품의 품질이다. 식사하고 조리하는 방법도 영향을 크게 미친다. 예를 들어 사탕수수라는 식물에 들어 있는 당질을 정제해 식이섬유(섬유질)을 제거하면 설탕이 된다. 설탕은 여러 종류가 있지만 너무 많이 먹으면 몸에 나쁘다고 알려져 있다. 그 이유는 어디에 있을까?

식물이 만든 당질은 먹으면 바로 에너지로 바뀌지 않는다. 그러나 설탕은 정제 과정에서 이미 섬유질이 제거되었기 때문에 장에서 곧바로 흡수되어 혈액으로 보내진다. 즉시 흡수된다고 해서 바로 에너지로 바뀌는 것은 아니다. 하기야 단것을 먹으면 기운이 생기니 설탕이 흡수되면 바로 에너지로 바뀐다는 것이 완전히 틀린 말은 아니지만, 그런 만큼 몸에 부담이 생기고 만다.

가장 이해하기 쉬운 예는 혈당치의 변화다. 설탕이 장에서 바로 흡수되어 혈액으로 운반되면 당분 농도(혈당치)가 급격히 높아진다. 이런 현상이 되풀이되면 혈관이 손상되어 당뇨병이나 대사증후군이 생긴다. 또 급히 오른 혈당치는 급히 내려가므로 그 과정에서 감정의 기복이 생기기 쉽다. 혈당, 혈압과 같은 혈액 상태의 변화도 정신 상태에 영향을 크게 미치기 때문이다.

그뿐이 아니다. 당질은 세포에 운반된다손 치더라도 비타민·미네랄 등의 미량영양소가 없으면 에너지가 효율적으로 만들어지지 않는다. 그런데 설탕을 만드는 과정에서 이런 영양소도 함께 제거되기 때문에 신진대사는 원활히 일어나지 않으며, 오히려 질병이 생긴다.

이러한 시각에서 보면 식물(채소나 과일)을 섭취하는 데도 요령이 필요하다. 식물이 만든 당질을 제대로 활용하려면 식이섬유와 비타민·미네랄이 필요하니 이리저리 가공하지 않고 자연에 가까운 상태로 먹는 것이 우리가 필요로 하는 에너지를 효율적으로 만드는 방법이다.

물론 식물의 모든 부분이 동물에게 유용하다고는 할 수 없다. 식물은 살아남으려고 자신을 보호하는 갖가지 방어수단을 갖추고 있다. 동물이 마음대로 먹지 못하도록 여러 가지 독을 지니고 있으므로 이를 적절히 제거할 필요가 있다. 즉 지나치게 가공하지 않도록 주의하면서 떫은맛을 없애거나 발효·발아시키는 등 독을 제거하는 조리법도 필요하다.

우리가 살아가는 데는 식물이 필요하지만, 식물도 하나의 생명을 지닌 생물이다. 이를 잘게 부수어 체내에서 이용하는 것은 그리 쉬운 일이 아니다. 예를 들어 콩류가 양질의 단백질 공급원이라고 하지만, 콩은 씨앗이라 껍질이 단단해 먹기가 어렵다. 게다가 소중한 미네랄이 떨어져 나가지 않도록 자물쇠가 단단히 채워져 있다. 이러한 잠금 현상은 피

트산(phytic acid)의 작용으로 생기는데, 식물로서는 당연한 방어책이다. 그러므로 콩을 먹을 때는 이런 잠금장치를 어느 정도 열어야 한다.

발효는 이러한 방어를 풀어 단백질(아미노산)을 섭취하는 아주 효과적인 방법이다. 또 물에 불려서 발아하게 하는 것도 잠금을 푸는 좋은 방법이다. 이런 처리 과정은 모두 장과 성질이 잘 맞도록 식품을 변화시킴으로써 소화 작용을 돕는다.

어떤 영양소가 얼마나 들어 있는지만 생각하다 보면 먹는 행위의 본질인 '다른 생명을 우리 몸에 집어넣는다'는 소중함을 잊어버리고 만다. 식품도 우리와 마찬가지로 생명을 지니고 있다는 사실을 가슴에 새기면서 지혜로운 식사법을 찾는 것이 바람직하다.

PART 3

장이 깨끗하면
**뇌도 마음도
활기차진다**

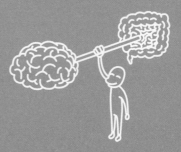

장의 활동이 좋아지고 장의 상태가 깨끗해지려면 무엇보다 장이
좋아하는 음식을 먹음으로써 세포에 충분히 영양을 공급해 미토
콘드리아를 활성화하고, 식이섬유 섭취와 아침단식법, 장 마사
지를 통해 장에 쌓인 음식물 찌꺼기를 말끔히 내보내야 한다. 그
렇게 하면 장뇌력이 연마되어 본디의 생명력을 회복해 뇌가 활기
차지고 몸과 마음, 영혼이 조화를 이루는 삶을 살 수 있다.

질병에
대처하는
근본적인 방법

조금 관점을 바꾸어 '면역력을 높인다'는 시각에서 장뇌력을 생각해보자.

면역이란 질병으로부터 몸을 보호하는 방어 체계이며, 일반적으로는 혈액 성분의 하나인 백혈구가 그 구실을 맡고 있다. 림프구, 호중구, 매크로파지(macrophage, 대식세포)가 모두 백혈구에 속한다. 서로 도우며 몸속에 침입한 바이러스나 세균을 퇴치하거나 암세포 따위의 이물질을 없앤다.

최근에는 이러한 백혈구의 활동과는 별개로 세포 하나하나에 갖추어진 더욱 원시적인 방어 기능, 즉 자연면역에도

∷ 최신 연구에서 밝혀진 면역의 구조

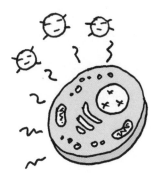

1. 먼저 세포가 반응한다(자연면역)

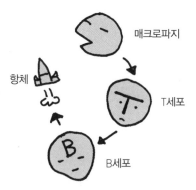

매크로파지

항체

T세포

B세포

2. 면역 세포가 지원한다(획득면역)

사람의 면역 체계는 크게 보아 단세포생물 시대부터 지녀온 '자연
면역'과 척추동물로 진화한 이후에 생긴 '획득면역'으로 나뉜다. 획
득면역은 주로 백혈구가 맡은 방어 기능을 말하는데 백혈구도 하나
의 세포다. 세포에 갖춰진 자연면역이 제대로 작용하지 못하면 획
득면역도 충분히 기능하지 못한다.

관심이 쏠리고 있다. 원시적이라고 해서 자연면역을 대수롭지 않게 여겨선 안 된다. 백혈구가 맡은 방어 기능인 획득면역(척추동물로 진화한 이후에 생긴 면역 체계)은 바이러스나 세균을 잡을 항체를 만들기까지 일정한 시간이 걸린다. 항체를 만드는 동안 자연면역이 든든하게 방어하지 못하면 몸속에 침입한 바이러스나 세균이 급속히 늘어나고 말 것이다. 그런 점에서 자연면역의 활동이야말로 면역 체계 활성화의 열쇠를 쥐고 있다고 할 수 있다.

어쨌든 이러한 방어 체계가 제대로 작동하기만 하면 우리는 다양한 질병을 예방할 수 있다. 어쩌다 질병에 걸리더라도 증세가 아주 가벼운 단계에서 치유될 수 있다. 어떻게 하면 면역력을 높일 수 있을까? 이 대목에서 주목되는 기관이 장이다. 요컨대, 장의 운동이 활기차면 면역력이 높아진다. 즉 생명력이 높아진다.

장 운동이 활기차다 = 생명력이 높다 = 면역력이 높다

이 공식이 이해되면 감염증 대책의 본질을 알 수 있다. 더불어 장 건강에 신경을 쓰면 생명력이 높아지므로 감염증을 비롯한 모든 질병에 대항하는 방법 자체가 바뀌게 될 것이다.

우리의 '저력'은
세포의 자연면역에서
시작된다

면역 체계에는 두 가지 기능이 있다. 하나는 세포가 지닌 원시적인 자연면역이고, 또 하나는 진화한 생물이 새로이 획득한 백혈구의 방어 기능인 획득면역이다. 이해하기 쉽게 바이러스나 세균이 몸속에 침입했을 때 나타나는 반응을 예로 살펴보자.

바이러스나 세균이 몸속에 침입하면 가장 먼저 반응하는 부위는 세포 속 감지기다. 이는 TLR(Toll-Like Receptor, 톨 유사 수용체)라고 불리며, 다음과 같은 작용을 이끈다.

① 세포 안팎에 둘러쳐진 감지기(TLR)가 몸속에 침입한 바이러스나 세균을 인식해 주변 세포에 알린다.
② 세포들이 항균·항바이러스 물질을 일제히 분비해 이러한 병원체를 없앤다.

이것이 자연면역이다. 자연면역만 제대로 작용하면 감염증에 걸리더라도 초기 단계에서 낫는다.

일반적으로 면역이라고 하면 백혈구의 작용을 먼저 떠올리는데, 백혈구라는 방어 부대가 출동하는 이유는 자연면역이라는 최전방이 종종 뚫리기 때문이다. '자연면역이든 백혈구든 바이러스만 물리칠 수 있으면 됐어'라고 생각할 수도 있지만, 안심할 수는 없다. 백혈구라는 방어 부대에는 중대한 결함이 있기 때문이다.

백혈구의 방어 구조는 매우 복잡하다. 백혈구가 수행하는 방어 기능은 항체라는 무기로 바이러스나 세균을 잡은 후 먹어치우는 것으로 마무리된다. 하지만 항체를 만드는 과정이 너무 까다로워 완성에만 5~7일이나 걸린다. 결론적으로 자연면역이 든든하게 기능하면 백혈구도 순조롭게 작용할 수 있다. 이렇게 보니 원시적이라고 인식한 자연면역이 주력 수단이고, 백혈구의 방어 기능인 획득면역이 보조 수단이라고 할 수도 있겠다.

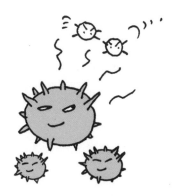

1. 세포의 감지기(TLR)가 바이러스나 세균의 침입을 알아챈다

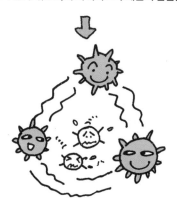

2. 주위 세포들과 협력해 없앤다

자연면역의 구조는 단순하다. 하지만 세포가 활력을 잃어버리면 충분히 기능하지 못하므로 바이러스나 세균의 침입을 막아내지 못한다. 자연면역이 제대로 기능을 발휘하는, 다시 말해 세포가 활기차게 작용하는 게 '면역력'의 본질이라고 할 수 있다.

- **자연면역** : 모든 생물에게 있으며, 체계가 단순하다.
- **획득면역** : 진화한 생물에만 있으며, 체계가 복잡하다.

복잡하게 진화했다고 반드시 고등(高等) 생물이라고 단정지을 수 없다. '진화가 퇴화를 부른다'고 해도 좋을 만큼 생명은 구조가 단순할수록 강하기 마련이다.

장이 깨끗해야
감염증을
막을 수 있다

방어 기능이 이중 구조로 갖춰져 있는데도 많은 사람들이 감염증에 걸리는 이유는 무엇일까? 우리 몸에 온전하게 갖추어진 면역 기능이 왜 제 구실을 못 하는 것일까?

그 이유는 피로, 스트레스, 불규칙한 식사 등의 복합 작용으로 세포의 활력이 떨어졌기 때문이다. 특히 요즘은 "충분히 잤는데도 피로가 풀리지 않아", "늘 몸이 무거워"라고 호소하는 사람들이 꽤 있다. 이런 만성피로 상태가 지속되면 자연면역이 기능할 수 없어서 바이러스나 세균의 침입을 막아낼지도 불확실하고, 조금만 무리해도 몸 상태가 나빠지다가 심하면 큰 질병을 앓을 수도 있다.

만성피로가 가시지 않는 까닭은 세포와 장의 관계에서 찾을 수 있다.

실은 세포와 장 사이에는 면역력을 높여서 체질 개선을 촉진하는 비밀이 숨어 있다. 69쪽의 그림처럼 사람을 비롯한 생물은 입부터 항문까지 이어진 하나의 소화관으로 생명 활동을 유지한다. 원시생물일수록 이 구조는 더 단순하며, 이 소화관은 넓은 의미에서 장에 해당한다. 이러한 장은 하나의 관, 즉 대나무통 같은 구조로 되어 있다. 그래서 관의 내부가 실은 '외부'다. 입으로 섭취한 음식과 함께 많은 세균이 침입할 수밖에 없다.

음식물은 소화효소에 의해 영양소로 분해되어 소장에서 혈액으로 흡수되지만, 함께 침입한 세균까지 흡수되지 않는다. 그러므로 소장의 표면을 이루는 상피세포에는 병원균 등의 침입에 대비하기 위해 자연면역의 감지기가 빽빽이 돋아나 있다. 또 식사로 섭취한 영양소를 쉽게 흡수하려고 소장에는 무수한 주름이 형성되어 있다. 이 주름의 틈새에는 수많은 백혈구가 출동 명령을 기다리고 있다.

우리 몸속에서 활동하는 백혈구의 무려 60~70%가 장에서 대기하고 있다는 연구 보고가 있다. 이것으로 장이라는 기관이 면역의 중심을 맡고 있다는 사실을 알 수 있다. 다시

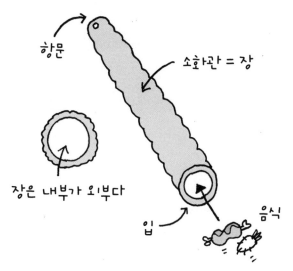

▚▚ 우리 몸속은 장으로 이어져 있다

항문

소화관 = 장

장은 내부가 외부다

입

음식

척추동물로 진화한 생물은 입에서 항문으로 이어진 1개의 소화관으로 소화·흡수·배설한다. 요컨대 입부터 항문까지가 하나의 장이다. 대나무통 모양을 떠올리면 알 수 있듯이 이런 장의 내부는 외부, 즉 바깥 세계에 닿아 있는 '피부의 일부분'이다.

말하면, 소화관에 세균이 침입하면 자연면역의 감지기가 이를 알아채고 주변 세포에 일제히 알린다. 그러면 연락을 받은 세포들이 항균 물질을 분비해 세균을 퇴치해버린다. 그 중에는 자연면역에 의한 1차 방어선을 돌파하는 세균도 있을 수 있는데, 그럴 때는 백혈구가 출동한다.

먼저, 식(食)세포라고 불리는 매크로파지 혹은 수지상세포

(樹枝狀細胞, dendritic cell)가 침입한 세균을 닥치는 대로 먹어 치운다. 이 식세포는 잡다가 놓친 세균의 정보를 림프구에 보내 항체라는 무기도 만들게 한다. 로켓처럼 연달아 발사되는 항체는 병원균을 포박해 매크로파지나 호중구가 사로잡도록 도와준다. 대다수 병원균은 이렇게 처리된다. 장은 이렇게 면역 체계에서도 전방 부대로서의 소임을 다한다.

잠시 음식을 소화·흡수·배설하는 장의 기능을 되새겨 보자.

'아무리 영양가가 높더라도 장에서 제대로 소화·흡수되지 않으면 활동 에너지로 바뀌기가 어렵다.'

앞에서도 설명했지만, 제대로 흡수되지 않은 채 장에 쌓인 음식물 찌꺼기는 이내 부패해 악취를 풍기며 장 속 환경을 더럽힌다. 이런 열악한 환경에서 과연 면역 체계가 정상적으로 기능하겠는가? 장에 쓰레기를 버려둔 상태로는 마스크 쓰기, 양치질, 손 씻기, 타미플루(tamiflu, 조류인플루엔자 치료제)나 백신도 근본적인 대책이 될 수 없다.

하여튼 장을 깨끗하게 하자. 이 방법이 면역력을 높이는 지름길이며 감염증 대책의 기본이다. 사람은 장이 튼튼해야 면역력이 높아진다.

:: 획득면역의 구조

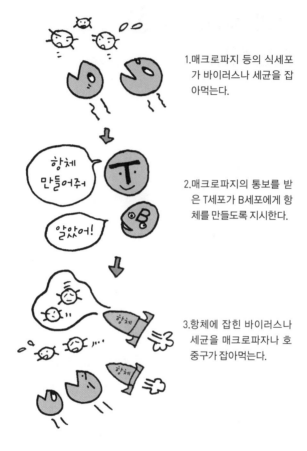

1.매크로파지 등의 식세포가 바이러스나 세균을 잡아먹는다.

2.매크로파지의 통보를 받은 T세포가 B세포에게 항체를 만들도록 지시한다.

3.항체에 잡힌 바이러스나 세균을 매크로파자나 호중구가 잡아먹는다.

획득면역의 구조는 복잡하다. 식세포와 림프구(T세포와 B세포)와 같이 여러 개의 백혈구가 협동해야 하는 구조이므로 항체를 만들어 바이러스나 세균을 포박하는 데까지 5~7일이 걸린다. 이 사이에 자연면역이 기능하지 않으면 우리 몸을 지키기 어렵다.

세포 속
쓰레기 처리하기 ①
아침단식법

어떤 음식이 장에 부담을 줄까? 그동안 수차례 지적했듯이, 가장 먼저 꼽을 수 있는 음식은 육류 같은 동물성 식품이다. 단백질이나 지방은 많은데 식이섬유가 전혀 들어 있지 않기 때문이다. 영양학계에서는 단백질의 하루 섭취 권장량의 기준을 '체중 1kg당 1g'으로 삼는다. 체중이 60kg이라면 단백질 60g이 하루 섭취 권장량이다. 하지만 이런식으로 각각의 필요 영양소를 채우고자 애쓰더라도 장이 지치고 쇠약해져 소화·흡수력이 떨어지면 의미가 없다. 또 열량이 낮은 식사를 하더라도 소화가 어떻게 될지는 식품은 물론이고 먹는 사람의 체질이나 그날의 몸 상태에 따라서 달라진다. 필요 열량을 맞추기에 급급해 정말로 중요한 소화·흡수·배설 기능을 무시하면 당연히 장에 쓰레기가 쌓인다. 그렇게 생긴 쓰레기 중 하나가 불량 단백질이다. 거듭 강조하지만, 세포에 쓰레기가 쌓인 상태에서는 최전방의 자연면역도, 장 속에 집결한 백혈구도 원활하게 작용하지 않는다. 전쟁터의 병사들이 녹초가 되어버리면 바이러스나 세균이 쉽게 침입해 몸속에서 증식할 것은 뻔하다. 감염증은커녕 일상적인 건강관리조차 하기가 어려울 것이다.

이러한 상태를 어떻게 개선하는 게 좋을까? 요컨대, '넣는 일'은 물론이고 그 이상으로 '내보내는 일'(디톡스)에도 마음을 써야 한다. 그 방법의 하나로 '아침단식법'을 추천한다. 아침단식법은 장의 독소 제거를 촉진하기 위한 것으로 전날 밤 8시부터 이튿날 정오까지 16시간 동안 단식을 하고, 하루의 약 절반을 '장이 쉬는 시간'으로 정하는 것이다.

아침에 일어나면 우선 물을 충분히 마신다. 생수를 상온 상태로 마시되 500~750ml를 몇 번에 걸쳐 나누어 마시고, 제철 과일을 챙겨 먹는다. 제철 과일을 먹으면 풍부한 효소의 작용으로 저절로 소화·흡수되는 것은 물론, 장에 최소한의 부담을 주면서 비타민과 미네랄 같은 미량영양소와 식이섬유를 섭취할 수 있다. 이러한 아침단식법은 장의 독소 제거를 촉진한다.

이렇게 하루를 '내보내는 일'로 시작하면 장 속의 쓰레기 (변)가 쉽게 배설된다. 게다가 과식도 억제되므로 그 영향이 세포 속 쓰레기 처리로도 이어진다. 이처럼 장과 세포 양측에서 면역력을 높이면 감염증을 물리칠 수 있을 정도로 생명력이 높아진다.

세포 속
쓰레기 처리하기 ②
장 마사지

단식과 함께 매일 장을 마사지하는 것이 획득면역인 백혈구의 기능을 활성화하는 데 좋다.

일본에서 아로마테라피(aromatherapy) 전문가로 활약 중인 이사자와 야스에 씨가 고안한 '장 마사지'는 집에서 손쉽게 할 수 있으며, 상당한 디톡스 효과를 기대할 수 있다. '고작 장을 주무르는 정도로 그게 가능해?'라고 생각할지도 모르겠다. 하지만 소장의 안쪽 면에 노폐물을 걸러내는 작용을 하는 림프관이 밀집되어 있어서 장에 일정한 자극을 주면 림프를 마사지하는 효과를 볼 수 있다.

장을 마사지해서 꿈틀운동을 촉진하면 면역계에서는 어떤 일이 벌어질까? 먼저 소장에서 대기하는 백혈구의 작용이 활성화되어 면역력이 강화된다. 장의 면역력이 높아짐으로써 얻을 수 있는 효과를 대략 꼽아보면 다음과 같다.

- 몸과 마음이 건강해지고 감기에 잘 걸리지 않는다.
- 아토피나 꽃가루알레르기 등의 알레르기 증상이 가벼워진다.
- 세포가 젊음을 되찾아 피부의 거칠거나 거무칙칙한 부분이 개선된다.

백혈구는 노화된 세포나 혈액에 쌓인 노폐물 같은 쓰레기를 처리하는 작용도 한다. 그러므로 바이러스나 세균, 암세포 등과 싸울 기회가 줄어들면 이런 쓰레기 처리에 전력투구할 수 있다.

물론 세포가 활성화되면 자가소화 작용으로 세포 속 쓰레기도 처리한다. '몸이 건강해져 감기에 잘 걸리지 않는' 상태는 이러한 작용들이 복합적으로 일어나서 실현되는 것이다.

푹 잤는데도 피로가 풀리지 않고 늘 몸이 무거운 상태는 반드시 나이 탓만은 아니다. 필요 이상으로 백혈구에 일을 시키는 생활방식이 결과적으로 세포의 기능 저하를 부추겨

▓▓ 장 마사지를 습관화하자

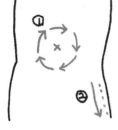

1. 소장 주무르기

천장을 보고 누운 상태에서 왼쪽 그림처럼 배꼽 주위를 양 손가락 끝으로 꾹꾹 눌러준다. 단단하게 뭉쳐 있는 부위는 많이 주무른다.

의자에 앉아서 주물러도 효과가 있어!

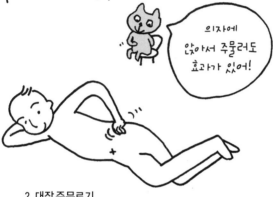

2. 대장 주무르기

천장을 향해 누운 상태에서 오른쪽 무릎을 왼쪽 무릎 위에 올린 후 오른쪽으로 돌아누워 왼쪽 옆구리가 위로 오게 한다. 배의 왼쪽 부위를 왼손으로 천천히 주무른다.

장 마사지는 장을 활성화하는 손쉬운 방법이다. '소장 주무르기'는 면역의 활성화를 촉진하는 것 외에 소장의 안쪽에 밀집해 있는 림프관을 자극함으로써 몸이 붓는 증상을 없애는 데도 효과적이다. 대장의 아랫부분에 해당하는 부위(왼쪽 옆구리의 배)를 주무르는 '대장 주무르기'는 변비 해소에 안성맞춤이다.

만성피로를 만들어낸다. 특히 알레르기는 장 속에 쌓인 쓰레기의 영향으로 면역의 균형이 무너졌을 때 생기기 쉽다.

지금까지 설명했듯이 면역 작용은 매우 복잡하다(실제로는 더욱 복잡하다). 복잡하다는 특징이 진화의 증거인 양 인식되고 있는데, 기계를 예로 들면 '부서지기 쉬워서 위험한' 면이 있다는 것이다. 장 속 환경이 열악한 상황에 놓이면 면역이 오작동을 일으켜 적이 아닌 것을 공격하는 수도 있다.

삼나무 꽃가루에 면역이 지나치게 반응하면 꽃가루알레르기가 되며, 어떤 특정한 음식에 심하게 반응하면 음식알레르기가 된다. 먼지나 곰팡이가 알레르겐(Allergen, 원인 물질)이 되기도 하는데 보통 방법으로는 좀처럼 치료되지 않는다.

면역력에도 장에서 세포까지 이어지는 '음식물의 연결성'이 중요하다. 이 과정에서 생기는 문제를 해결할 수 있다면 면역력이 저절로 높아져 바이러스나 병원균이 몸속으로 들어와도 그다지 위협적이지 않을 것이며, 또 스트레스가 많은 환경에 처하더라도 쓰러지지 않고 원기 왕성하게 활동할 수 있을 것이다.

세포라는
작은 우주 속
반짝이는 생명체

우리가 활동하는 데 필요한 에너지 대부분은 매일 하는 식사에서 얻어진다. 음식물은 장에서 영양소로 분해되어 주로 혈류를 타고 온몸의 세포로 운반되는데, 그것만으로는 에너지가 생겨나지 않는다. 음식물에서 흡수한 영양소는 소화관에서 혈관을 거쳐 세포 속까지 모습을 바꿔가며 긴 여행을 하다가 최종적으로는 세포 안의 미토콘드리아에 이르러 다른 경로로 운반된 산소와 함께 활동 에너지를 만들어낸다. 시인 미야자와 겐지의 유명한 시집《봄과 수라(春と修羅)》의 첫머리에 이런 구절이 있다.

"'나'라는 현상(現象)은 찰나의 생명을 지닌 교류전구가 밝히는 하나의 푸른빛이다."

　이 구절은 마치 세포 안에서 무수히 반짝이는 미토콘드리아라는 발전소의 모습을 보는 듯하다. 이 작은 발전 기관을 수백 혹은 수천 단위로 지닌 세포가 40~60조 개 정도 모여서 우리 몸을 이루고 생명을 유지한다. 이렇게 보면 정말로 세포 하나하나가 작은 우주라는 느낌이 든다. 이러한 미토콘드리아가 활발히 작용함으로써 세포가 활기차게 활동할 수 있으며, 그 세포의 집합체인 우리도 건강을 유지할 수 있는 것이다. 말하자면 미토콘드리아는 생명활동의 소중한 토대인 셈이다.

▪▪ 생명활동의 원천, 미토콘드리아

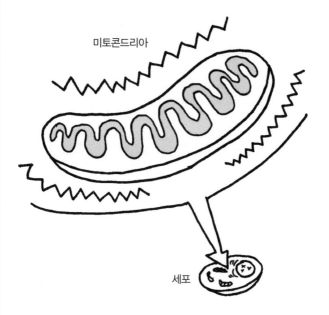

미토콘드리아

세포

아주 먼 옛날, 산소를 좋아하는 호기성 세균이 인체에 들어와 세포 안에서 더부살이하면서 산소와 영양소를 이용해 엄청난 활동 에너지를 생산하는 '공장'이 생겨났다. 이 에너지 제조 공장이 미토콘드리아이며 간세포 1개당 1000~3000개, 식물 세포에서는 100~200개가 흩어져 있다. 일반적으로 호흡이 활발한 세포일수록 많은 미토콘드리아를 함유하고 있다.

활동 에너지를
만들어내는
두 개의 공장

'미토콘드리아라는 세포 소기관이 원래는 독립된 생명체였다'는 믿기 어려운 이야기부터 시작해보자.

우리 몸의 세포에는 활동 에너지를 만들어내는 두 개의 체계가 있다. 그중 하나가 당질로 에너지를 만들어내는 '해당계(解糖系, glycolysis)라는 단순 체계다. 또 하나는 해당계로 분해된 영양소와 산소를 결합해서 에너지를 만드는 '미토콘드리아계'라는 고기능 체계다.

● **해당계 :** 당질을 분해해 에너지를 만들어낸다.

● **미토콘드리아계** : 영양소와 산소를 결합하여 에너지를 만
들어낸다.

미토콘드리아는 해당계보다 늦게 생겨난 에너지 제조 공장
이며, 놀랍게도 아주 먼 옛날에는 원시생명체 안에 더부살이
하던 세균의 일종이었다고 한다. 그렇다면 본디 인체의 외부
에 있던 무수한 세균이 우리의 생명을 유지해주는 것이다.

세균이나 조류(藻類, 물속에 사는 식물) 같은 단세포생물을
머리에 떠올려보자. 분열과 증식을 반복하는 등 생명활동이
단순하므로 에너지원은 외부에서 얻은 영양소를 분해해 연
소만 하는 간단한 구조, 즉 해당계로도 충분하다. 최초로 생
명체가 생겼을 무렵의 지구에는 이러한 단세포생물만 서식
했다고 한다. 이런 환경이 큰 변화를 겪은 시기는 약 32억
년 전으로 추정된다. 햇빛을 에너지원 삼아 광합성을 하는
세균(광합성세균)이 나타남으로써 대기 중에 많은 양의 산소
가 방출되었다. 식물을 떠올리면 알겠지만, 광합성은 대기
중의 이산화탄소를 흡수해 양분(당질)을 만들어내며 그 과정
에서 생긴 산소를 배출하는 작용을 말한다. 즉 산소는 식물
의 배설물인 것이다.

이 배설물이 해롭다고 하는 까닭은 다른 원소와의 반응성
이 높아서 다양한 물질과 결합해 상대방의 전자를 빼앗아버

리는 산화(酸化) 성질 때문이다. 산화란 노화(老化)를 뜻하므로 산화가 진행되면 생명이 기능장애를 일으켜 결국 죽고 만다. 줄곧 산소가 없는 환경에서 서식했던 세균들에게 산소는 생존을 위협하는 유독가스 그 자체였을 것이다. 그렇지만 생명의 위기는 가끔 진화로 이어진다.

유구한 세월 속에 이렇게 산소가 널리 퍼져서 많은 원시 생명이 죽어 없어지고 말았다. 그러던 중 산소를 좋아하는 호기성 세균을 제 몸속에 받아들여 함께 살아남으려고 산소를 에너지원으로 바꾸는 재주를 아슬아슬하게 잘 부린 생명체도 나타났다. 이렇게 받아들여진 호기성 세균이 미토콘드리아의 선조이며, 받아들인 주체는 우리의 먼 조상이었다.

산소는 연소함으로써 산화, 즉 노화를 부추길 위험이 있다. 반면에 음식물의 영양소에서 분해된 수소와 결합하면 해당계를 훨씬 능가하는 높은 에너지를 만들어낼 수 있다. 이 '높은 에너지'가 생명 진화의 원동력이 되었다. 산화, 즉 노화가 '죽음'을 의미하던 시대에, 거침없이 분열을 반복하던 생명체는 죽음을 '성장'으로 바꿀 수 있었다.

암수가 만나서 유성생식으로 자손을 남기게 된 것도 미토콘드리아가 더부살이하기 시작한 이후부터였다. 단세포생물이 다세포생물로 진화해 조직과 기관을 만들고 거대해지고 복잡해짐으로써 오늘날처럼 생명이 번성할 수 있었던 것이다.

██ 음식물과 산소로 에너지를 만들어내는 구조 1

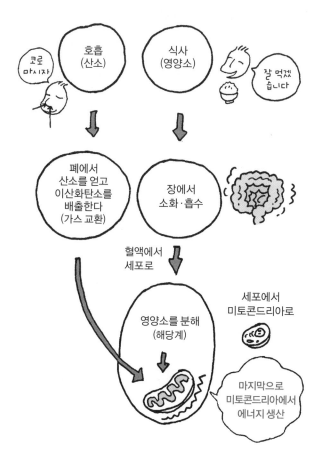

우리가 음식물에서 섭취한 영양소와 호흡으로 얻은 산소는 몸속 (장과 폐)에 보내져 제각기 혈류를 타고 온몸의 세포로 운반된다. 세포에서 활동 에너지를 만들어낼 때 중요한 구실을 하는 기관이 미토콘드리아이다.

세포가 사는 데 필요한 당질과 산소

아주 먼 옛날에 두 개의 생명이 융합한 덕분에 오늘날 우리가 생명활동을 이어가게 되었다는 점을 이해했을 것이다. 이제 세포가 에너지를 만들어내는 구조를 자세히 살펴보자.

먼저, 음식을 먹으면 소장에서 영양소로 분해되어 혈액에 의해서 온몸의 세포로 운반된다. 이 영양소 중 에너지원이 되는 것은 기본적으로 당질이다. 예를 들어, 쌀에 들어 있는 당질(녹말)은 소장에서 포도당으로 변한 뒤 세포 안으로 운반되어 피루브산(pyruvic酸)이란 물질로 분해된다. 이 분해 과정에서 생기는 것을 '해당계 에너지'라고 한다.

해당계 에너지의 특징은 바로 만들어 바로 쓸 수 있다는 점이다. 원료가 되는 포도당의 일부는 간이나 근육의 세포 속에 줄줄이 묶인 상태로 저장되었다가 '필요할 때' 쓰인다. 이렇게 줄줄이 묶인 포도당이 '글리코겐'이다.

글리코겐이 세포 속의 해당계에서 분해되면 우리 몸에 에너지가 보충되면서 단숨에 힘을 낼 수 있으나 이는 어디까지나 잠깐일 뿐이다. 에너지를 계속 소비해야 할 때는 그림처럼 미토콘드리아계의 작용이 필요하다. 88쪽의 그림에서 알 수 있듯이, 해당계에서 피루브산으로 분해된 영양소는 세포의 여기저기에 흩어져 있는 미토콘드리아로 운반되어 TCA 회로(Tricarboxylic Acid Cycle)라는 순환 과정을 빙빙 돌아서 수소를 뽑아낸다. 이 수소가 다른 경로로 운반된 산소와 결합해 물이 생기는 과정에서 굉장한 에너지가 만들어지는 것이다.

해당계 에너지의 양은 전지 2개분(2분자)인데, 미토콘드리아계 에너지는 36개분(36분자)이나 된다. 다시 이야기하지만, 이런 엄청난 에너지를 제조하는 공장이 우리 몸속 세포마다 수백 개에서 수천 개나 내장되어 있다. 생명이 비약적으로 진화한 배경에 미토콘드리아계 에너지가 있었다는 말이 이젠 믿기는가?

우리가 음식을 먹고 호흡을 하는 이유는 어쩌면 세포가 사는 데 필요하기 때문인지도 모른다. 우리가 식사하는 게 아니라 세포가 식사하는 것이다. 40~60조 개의 온몸 세포에 먹이(영양)를 주고 있는 것이다.

인간도 아메바도 같은 생명 체계로 이루어져 있다. 사람 같은 대형 생물은 영양을 세포까지 곧바로 운반할 수 없다는 점을 생각하면, 실제로 생명활동의 열쇠를 쥐고 있는 것은 소화관에서 혈관으로 이어지는 운반 과정이라고 할 수 있다. 이 과정이 원활하지 않으면 세포는 굶어 죽고 만다.

▌▌ 음식물과 산소로 에너지를 만들어내는 구조 2

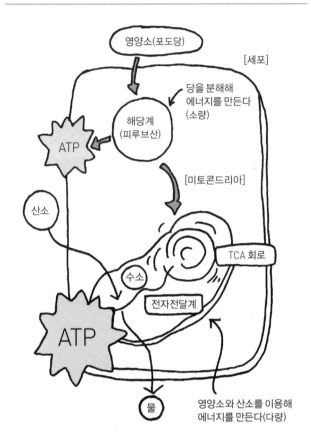

음식물에 들어 있는 영양소의 하나인 당질은 장에서 포도당으로 분해된 뒤 세포 내의 해당계라는 시스템에서 활동 에너지(ATP)로 바뀌지만 소량에 불과하다. 이 해당계에서 만들어진 피루브산이 아세틸코에이(acetyl-co A)로 변해 미토콘드리아로 운반됨으로써 엄청난 에너지가 만들어진다. 생물은 미토콘드리아를 지니면서부터 대형화·복잡화되어 인간과 같은 고도의 지성을 갖추게 된 것이다.

그중에서도 소화관과 혈관의 이음매에 해당하는 장의 반응이 가장 중요하다고 볼 수 있다. 장을 통과한 영양소만이 세포의 에너지원이 될 수 있기 때문이다. 그러므로 '무엇을 먹을까'의 기준은 장이 쥐고 있다.

해당계와 미토콘드리아계를 가려서 쓰자

공장의 규모는 미토콘드리아가 압도적으로 크지만, 그렇다고 해서 해당계가 불필요한 것은 아니다. 해당계 에너지를 많이 쓰면 순발력이 좋고, 미토콘트리아계 에너지를 많이 쓰면 지구력이 좋다. 면역학의 제일인자 아보 도오루는 이렇게 주장한다.

"인간은 해당계와 미토콘트리아계의 에너지를 적절히 가려 쓰면서 생명활동을 유지해왔다."

나는 해당계 에너지 중심의 생활방식은 효율이 낮으며, 미토콘드리아계를 지혜롭게 사용해야 정신이 안정되고 건강하게 장수할 수 있다고 믿는다.

아보 도오루는 "인간의 일생을 살펴보면 해당계 에너지(=

▪▪ 미토콘드리아의 활성이 생명력 향상의 열쇠다

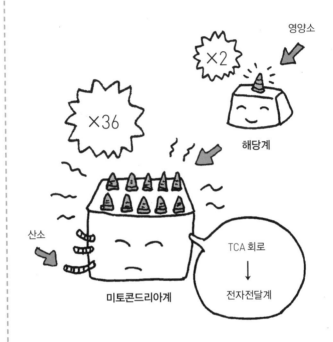

영양소

×2

해당계

×36

산소

미토콘드리아계

TCA 회로
↓
전자전달계

세포 안으로 운반된 영양소는 우선 해당계에서 활동 에너지(ATP)
로 바뀌지만 그 양은 매우 적다. 그다음에 미토콘드리아로 운반되
어 TCA 회로라고 하는 '생명의 소용돌이' 속으로 빨려 들어감으로
써 최종적으로 굉장한 양의 에너지를 만들어낸다. ATP의 양으로
견주어보면 해당계가 2분자이며 미토콘드리아계는 무려 36분자나
된다. 덩치가 큰 생물의 활동을 지탱하는 데 미토콘드리아의 작용
이 반드시 필요하다.

순발력)에서 미토콘드리아계 에너지(=지구력)로 바뀌는 시기가 오는데 이것도 '자연의 섭리'"라는 말도 했다.

어린 시절에는 세포분열이 왕성해 해당계 에너지를 많이 사용한다. 그 때문에 행동이 활발하고 식사량도 많다. 그러다가 중년기 이후에 식사량이 줄고 기름진 음식이나 육류를 멀리하게 되는데, 그 이유는 미토콘드리아계의 작용이 우세해지기 때문이다. 이 시기에는 에너지 전환이 잘되지 않는다. 그래서 해당계 에너지를 많이 쓰면서 게걸스럽게 음식을 먹으면 생명의 법칙에 어긋나게 되어 몸이 비명을 지르기 시작한다. 암이나 생활습관병 등이 생기기 쉬워지는 이유도 이 때문이다.

나이가 들면 민첩하게 행동할 수 없으나, 그 대신 마음에 여유가 생겨서 지혜가 발달한다. 하지만 산화 작용은 노화 현상이기도 하므로 언젠가는 죽음을 맞이한다. 해당계 에너지의 소비(=순발력)에 대한 의존도가 높은 스포츠 세계에서는 30대에 벌써 체력의 한계를 느끼는 경우가 많다. 하지만 미토콘드리아계 에너지를 잘 활용하는 무도·무술의 세계에서는 해가 거듭될수록 마음과 기술이 연마되어 달인의 경지에 이른다. 에너지 체계의 활용이 다른 만큼 자신에게 맞게끔 스스로 가려서 쓰는 지혜가 필요하다.

미토콘드리아를
활성화하면
여유롭게 살 수 있다

'식사는 생명을 먹는 일이다'라는 관점에서 '먹는 행위'의
의미를 헤아려보자. 이를테면, 채소나 과일 등의 식물에는
에너지원이 되는 당질은 물론 미토콘드리아가 에너지를 만
드는 데 필요한 비타민·미네랄·피토케미컬 등의 미량영
양소가 풍부하다. 또 먹어도 소화되지 않는 식이섬유도 많
이 함유되어 있다. 앞에서 설명한 대로 식이섬유는 소화는
안 되지만 장의 꿈틀운동을 도와 결과적으로 영양 흡수를
높여주는 중요한 역할을 한다.

사람을 포함한 동물은 식물로부터 활동에 필요한 에너지

원뿐만 아니라 대사에 도움이 되는 활성 성분도 얻는다. 이 사실을 미루어보면, 동물이 식물을 먹는 것을 기본으로 하는 자연계의 먹이사슬 구조가 절묘하다는 생각이 든다. 우리는 그저 단순하게 먹을거리에서 에너지를 얻는 것이 아니다. 식물의 생명을 먹어서 자신의 생명을 이어간다는 데 먹는 행위의 본질이 있다. 요컨대, 먹을거리는 한층 자연적인 상태로 '있는 그대로' 먹는 편이 소화·흡수가 잘되고 미토콘드리아에서의 에너지 제조가 순조로워진다.

그런데 현실은 어떠한가? 우리는 대체로 쌀겨나 쌀눈을 깎아낸 백미를 먹는다. 이는 먹을거리로부터 에너지원, 즉 당질만 섭취하는 결과가 되고 만다. 식이섬유가 부족하므로 장에 쓸데없는 부담을 주어 소화가 원활하지 않게 된다. 또 미네랄과 비타민이 모자라서 미토콘드리아에서의 에너지 제조에도 나쁜 영향을 끼친다. 모처럼 잘 맞물려서 돌아가던 먹이사슬의 톱니바퀴가 어긋나서 세포로 영양을 운반하는 작용이 순조롭지 못하게 되는 것이다. 게다가 이러한 영양 결핍 상태를 메우려고 과식도 한다. 당질 위주의 식사로는 물리적인 포만감밖에 얻을 수 없다. 그래서 늘 걸신들린 듯이 계속 무엇인가를 먹지 않으면 체력을 유지할 수 없다. 이런 상태에서 세포 내의 에너지는 포도당을 분해하는 해당계의 활동으로 만들어진다.

해당계에 의존하면 당뇨병에 걸린다

식사하는 모습을 떠올려보자. 게걸스럽게 먹으면 호흡이 얕아져서 산소 공급이 충분히 되지 않는다. 이런 상태라면 마음에 여유가 생기지 않아서 미토콘드리아도 움직이지 않는다. 그 영향으로 에너지 생산량이 줄어들어 인체는 능력을 충분히 발휘하지 못한다. 게다가 단숨에 영양을 섭취하려고 하므로 몸에도 무리가 생긴다.

가장 먼저 혈당에 문제가 생긴다. 특히 정제된 당질은 소장에서 곧바로 흡수되기 때문에 혈당치가 급격히 높아진다. 이런 현상이 일상적으로 반복되면 혈관이 점점 손상된다. 혈액 속의 당질을 세포에 운반하려면 췌장이 분비하는 인슐린이라는 호르몬이 필요하다. 그런데 혈당치가 만성적으로 계속 높으면 인슐린이 지나치게 많이 분비되어 췌장에도 부담이 생긴다.

이렇게 따져보니 해당계에 지나치게 의존하는 현상에서 당뇨병(점차 대사증후군으로 진행됨)이 생긴다는 것을 알 수 있다. 하지만 미토콘드리아가 제대로 작용하기만 하면 혈액

속의 당질도 충분히 활용할 수 있다. 그렇게 되면 대사가 원활해져서 비만이나 대사증후군의 문제가 개선되기 쉽다.

그러니 느리게 소화되는 음식을 천천히 먹어야 한다. 자연의 섭리를 따르는 식사를 하면 산소 공급이 원활해져 미토콘드리아계의 에너지 회로도 활성화된다.

식물의 힘을 인정하고 느긋하게 호흡하자

자연의 섭리를 따르는 가장 효율적인 방법은 에너지 대사 구조를 파악해 고기능성의 미토콘드리아계가 더 많이 활동하도록 생활방식을 바꾸는 것이다.

먼저, 먹을거리에서는 식물(채소·과일)이 주연이고 동물(육류·어류)은 조연이라는 점을 받아들여야 한다. 지금까지 살펴본 내용처럼, 동물의 몸은 식물의 생명을 받아서 목숨을 유지하는 구조로 되어 있기 때문이다. 이러한 먹이사슬의 고리가 자연스럽게 이어지지 않았을 때(먼 옛날 지구의 날씨가 매우 추워져 식량이 부족했을 때처럼)만 동물이 동물을 먹으며 에너지를 보충해온 것이 사실이다.

사람을 생물로 보면 그 먹이는 태초부터 식물이었으며, 섭취하는 식물의 질이 건강의 질을 결정하는 근본이었다고 할

▪▪ 식물의 힘과 느긋한 호흡이 활기의 원천

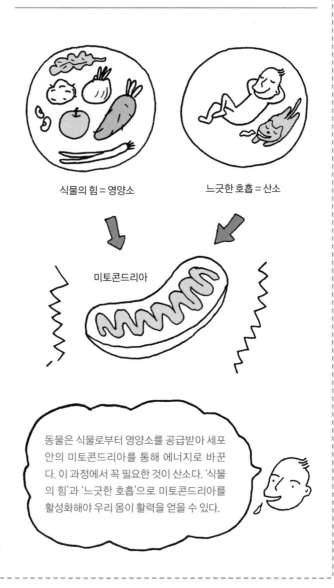

식물의 힘 = 영양소

느긋한 호흡 = 산소

미토콘드리아

동물은 식물로부터 영양소를 공급받아 세포 안의 미토콘드리아를 통해 에너지로 바꾼다. 이 과정에서 꼭 필요한 것이 산소다. '식물의 힘'과 '느긋한 호흡'으로 미토콘드리아를 활성화해야 우리 몸이 활력을 얻을 수 있다.

수 있다. 주식인 곡물을 포함해 '식사는 식물을 먹는 행위'라고 생각하지 않으면 보조식품에 지나지 않았던 육류를 식생활의 중심에 놓는 실수에서 평생 벗어나지 못할 것이다. 이렇게 되면 미토콘드리아의 활성도 기대할 수 없다.

영양 섭취 외에 또 하나의 에너지원인 '호흡'에도 관심을 두고 산소 공급에 힘쓸 필요가 있다. 호흡으로 에너지 대사를 좋게 하면 체질을 개선할 수 있기 때문이다.

천천히 숨을 쉬면서 느긋하게 먹자. 한가롭고 여유 있는 생활방식을 미토콘드리아라는 에너지 공장이 떠받치고 있다는 사실을 항상 기억하자.

미량영양소가 없으면
미토콘드리아는
기력을 잃는다

미토콘드리아라는 공장은 방대한 에너지를 만들어내지만 그 작용 과정이 상당히 복잡하다. 게다가 그저 되는 대로 먹고 숨 쉬는 것만으로는 미토콘드리아를 항상 유용하게 쓸 수 없다.

미토콘드리아라는 공장을 원활히 가동하려면 식물에 함유된 비타민, 미네랄, 피토케미컬 등의 미량영양소가 꼭 필요하다. 미토콘드리아의 에너지원으로는 당질과 지질이 주로 쓰이는데(단백질은 대체로 신체의 재료로 쓰임), 미량영양소가 없으면 이런 원료를 에너지로 바꾸지 못하기 때문이다.

우리의 주식인 쌀의 주성분은 당질(탄수화물)인데 당질을 섭취하는 것만으로는 미토콘드리아 공장이 좀처럼 돌아가지 않는다. 당질이 소장에서 포도당으로 분해되어 흡수되더라도 미토콘드리아에서 포도당을 에너지로 바꾸려면 보조 물질로 비타민B_1이 필요하다. 그런데 백미는 비타민B_1이 깎여나갔기 때문에 아무리 많이 먹어도 해당계에만 쓰인다.

설탕이나 밀가루도 정제되어 있기에 과자, 케이크에는 비타민B_1이 거의 들어 있지 않다. 달콤한 식품을 먹으면 바로 힘이 나는 이유는 해당계가 당질을 분해하는 것만으로 에너지를 만들어내기 때문이다. 하지만 생산하는 에너지가 작아서 금방 배가 고파진다.

생명력이 왕성한 식물이 세포를 활기차게 한다

자연에 가까운 상태의 식물을 먹어야 식물의 생명을 고스란히 활용할 수 있다. 이 과정에는 장내 세균과 원래 세균의 하나였던 미토콘드리아가 중개 구실을 한다. 그런 점에서 인간의 삶은 동물, 식물, 미생물이 서로 연결된 생태계에서 유지된다는 점을 알 수 있다. 그러니 생명력이 왕성한 식물을 될 수 있는 대로 자연상태 그대로 먹자. 이것이 우리가

지켜야 할 식사의 기본이다.

여기에서 말하는 '자연에 가깝다'는 '에너지로 바뀌는 데 필요한 성분을 전부 지니고 있다'는 뜻이다. 자연에서 멀어진다는 것은 '성분(영양소)을 에너지로 바꾸는 힘이 부족하다'는 뜻이므로 다른 식품으로 보충해야 한다. 어쩔 수 없이 음식의 종류와 식사량이 늘어날 수밖에 없다. 게다가 장에서 혈액, 세포, 미토콘드리아에 이르기까지 영양분을 운반하는 데도 부담이 생겨서 몸 상태가 나빠지거나 질병에 걸리기 쉽다.

산화 방지에도 식물의 힘이 필요하다

미토콘드리아라는 공장이 잘 돌아가려면 앞서 살펴본 비타민B$_1$ 외에도 비타민B$_6$와 비타민B$_3$, 철, 아연, 마그네슘과 같은 많은 종류의 미량영양소가 필요하다. 공장을 수리하는 데도 이러한 미량영양소가 있어야 한다.

미토콘드리아는 독성이 강한 산소를 에너지원으로 쓰는 까닭에 방대한 에너지를 생산하는 대신 공장 자체가 산화 피해를 보기 쉽다. 전자전달계는 미토콘드리아 공장의 최종 과정인데, 전자를 운반하면서 에너지를 생산하는 경로이므로 산소에 이 전자가 결합하기 쉽다. 따라서 다른 물질을 산화하게 하는 불안정한 산소, 즉 활성산소가 생길 가능성이 크다.

비타민과 미네랄, 식물성 화학물질인 피토케미컬 등에는 이러한 활성산소를 제거해 공장을 수리하는 기능도 있다. 예를 들어, 항산화 효소로 알려진 SOD(superoxide dismutase)는 아연, 구리 등의 미네랄로 이루어져 있다. 그리고 이 SOD를 돕는 물질이 비타민C, 비타민E 등이다. 항산화 효소란 산화를 방지하는 물질인데, 채소와 과일 등에 많이 들어 있다.

식물을 먹으면 당질을 흡수해 에너지를 효율적으로 생산할 뿐 아니라 그 과정에서 생긴 폐기물도 처리할 수 있다.

몸을 움직이면 미토콘드리아가 활기를 되찾는다

생물이 왕성하게 활동하려면 일정한 온도가 필요하다(사람은 37℃ 전후). 미토콘드리아도 마찬가지다. 즉 체온이 낮은 상태에서는 미토콘드리아가 활동을 멈춰버리므로 영양을 충분히 섭취하더라도 에너지를 제대로 만들 수 없다. 몸을 따뜻하게 하는 것이 중요한 이유도 이 때문이다. 운동이

:: 활성산소가 위험한 이유

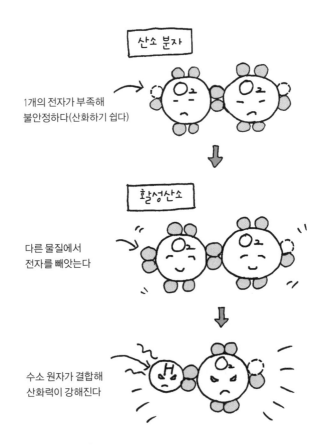

산소는 짝을 이루어 작용하는 전자 가운데 1개가 짝을 이루지 못해서 형태가 불안정한 활성산소로 변화하기 쉬운 성질을 지니고 있다. 활성산소 가운데서도 하이드록실기(hydroxyl基)는 반응력이 강해서 모든 물질을 산화시킨다. 산화를 방지하기 위해서는 식물의 힘(항산화력)이 필요하다.

이런 점에서 도움이 된다.

자신의 능력을 한껏 발휘하며 만족스럽게 살려면 세포 내 미토콘드리아의 기능이 활발해야 한다. 먹고, 숨 쉬고, 움직이는 것. 이 세 가지 행위가 하나가 되어 생명을 이어간다고 이해하자.

스트레스를 해소하는 것도 아주 중요한데, 그러려면 식물을 자연에 가까운 상태로 먹고 느긋하게 호흡하는 동시에 몸을 너무 혹사하지 말아야 한다. 몸을 혹사하면 체온이 내려간다.

PART 4
장이
건강해지는
생활의 지혜

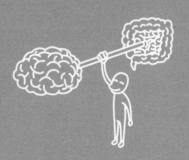

장 속에는 100~300종의 세균이 무려 100조 마리나 서식한다. 그중에는 유산균의 일종인 비피더스균으로 대표되는 '유익균'이 있고, 대장균·웰치균 따위의 '유해균'도 있다. 유익균도 아니고 유해균도 아니지만 상황에 따라 유리한 쪽으로 붙는 '눈치꾼균'도 많이 있다. 이러한 세균이 각각 어떠한 비율로 서식하는지가 장의 건강 상태를 결정하는 잣대가 된다.

장의 상태를
좌우하는
또 다른 키, 미생물

장은 소화·흡수를 담당하는 소장과 배설을 담당하는 대
장으로 구분되며, 대장에는 동물도 식물도 아닌 수많은 미
생물이 서식한다. 흔히 '장내 환경을 개선한다'라는 말을 많
이 하는데, '장에 기생하는 세균의 생존 환경을, 숙주인 사
람이 건강하게 사는 데 적합한 상태로 만든다'는 뜻이다.

장 속에는 100~300종의 세균이 무려 100조 마리나 서
식한다. 그중에는 유산균의 일종인 비피더스균(bifidus菌)으
로 대표되는 '유익균'이 있고, 대장균·웰치균(welch bacillus)
따위의 '유해균'도 있다. 유익균도 아니고 유해균도 아니지

만 상황에 따라 유리한 쪽으로 붙는 '눈치꾼균'도 많이 있다. 이러한 세균이 각각 어떠한 비율로 서식하는지가 장의 건강 상태를 결정하는 잣대가 된다.

짐작했겠지만, 장 속 세균의 작용에 영향을 끼치는 것도 식사와 스트레스이다. 그렇다면 식사와 생활방식을 어떻게 바꿔야 장 속 환경이 좋아지고 장 속 세균과도 사이좋게 공생할 수 있을까? 더 넓게는, 동물인 우리가 식물, 미생물과 함께 잘 지내고 몸과 마음까지 건강해지는 방법은 무엇일까?

유익균, 유해균, 눈치꾼균

사람의 몸속에도 상당수의 미생물이 늘 존재하는데, 그중에서 장 속 세균이 가장 중요하다. 그 이유는 장이라는 정해진 공간에 많은 수의 세균이 기생하며 숙주인 사람의 건강에 크게 영향을 끼치기 때문이다.

세균은 음식이나 공기와 함께 몸속으로 들어오며, 그중에서 위액이나 쓸개즙에 의해 죽지 않고 살아남은 세균이 주로 대장에 자리잡고 증식한다. 세균들은 종류별로 모여서 서식하는데, 현미경으로 관찰하면 그 모양새가 마치 꽃밭 같아서 '장 속 플로라(flora, 꽃밭)'라고 부른다.

▪▪ 장에 사는 세균들 : 유익균, 유해균, 눈치꾼균

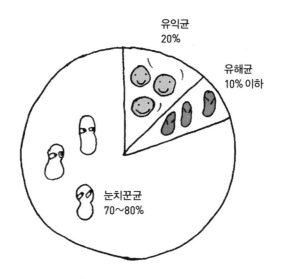

100~300종으로 100조 마리에 이르는 장 속 세균은 사람의 건강에 이롭게 작용하는 '유익균', 해롭게 작용하는 '유해균', 두 균 사이에서 눈치를 보는 '눈치꾼균'으로 크게 분류할 수 있다. 대표적인 유익균은 유산균의 일종인 비피더스균이다. 식사 등을 통해 장 속에 비피더스균을 얼마나 증식시키고 활성할 수 있느냐가 젊음과 건강을 지키는 열쇠가 된다.

장 속 세균이 인체에 어떠한 영향을 미치는가에 관한 연구는 1950년대부터 본격적으로 시작되었다. 세균을 배양하는 기술이 발전한 덕에 장 속 플로라의 전체 모습을 볼 수 있게 되면서 어린아이의 장에서만 서식한다고 여겼던 비피더스균(유산균의 일종)이 성인의 장에도 많이 서식한다는 사실을 발견했다.

사람이 갓 태어났을 때의 장은 완전한 무균 상태지만 3~4시간 만에 대장균 등이 들어오고, 3일이 지나면서부터 비피더스균이 서식하기 시작한다. 그리고 젖을 떼는 시기부터는 눈치꾼균이 많이 기생한다. 유익한 비피더스균과 다수의 눈치꾼균의 수가 우세해지면 대장균·웰치균 등의 유해균이 최소한의 비율로 억제되므로 장 속 환경은 안정된다.

대장균이나 웰치균이 유해하다고 하는 이유는 장 속 단백질을 부패시켜 악취를 풍기는 인돌(indole)이나 스카톨(skatole), 아민(amine) 등의 유해물질을 만들어내는 원흉이기 때문이다. 이와 같은 유해물질은 영양분의 소화·흡수를 방해하고 변비나 설사, 고혈압, 노화 등의 원인이 된다. 또 발암물질을 만들어내고, 과민성대장증후군이나 염증성장질환 등을 일으킨다.

반면에 유익한 유산균은 장에서 영양소의 소화·흡수를 돕고 비타민도 합성한다. 그리고 외부에서 침입한 병원균의 증식을 막고 면역세포의 활동을 자극하는 등 우리 몸의 건강을 증진하는 방향으로 작용한다. 즉 유익균을 늘리고 유해균을 줄이는 일이 장 속 환경을 개선하는 기본이다.

면역 체계가 유해균을 완전히 제거하지 않는 이유

인간은 뇌가 발달함으로써 다른 생물들과 전혀 다른 생활 방식을 선택했다. 가장 큰 계기는 '나'라는 존재를 인식하는 자아가 생겨난 점이다. 이해하기가 조금 어려울지 모르나, 생물 세계에서 자아는 개체를 식별하는 하나의 과정이다.

장에서 대기 중인 경비 부대라고 할 수 있는 백혈구는 우리 몸속에 들어온 좋은 물질(영양소)과 나쁜 물질(병원균·바이러스 등)을 식별해 후자를 물리치는 일을 한다. 면역의 본질이 '자기와 비(非)자기를 식별하는 데 있다'고 하는 이유는 이 때문인데, 실은 이 식별이 매우 모호하다. 적과 아군의 구별이 그다지 명확하지 않으므로 가끔은 오작동을 일으켜 알레르기나 자가면역질환과 같은 병이 생긴다.

장에는 숙주인 인간에게 불이익을 주는 세균, 즉 유해균도 서식한다. 경비대인 면역 체계는 왜 이런 나쁜 균들을 물리치지 않는 것일까? 왜냐하면 병원균이나 바이러스가 늘 나쁜 짓을 하는 것은 아니기 때문이다. 즉 세균이나 바이러스는 상황에 따라 인체에 이롭기도 하고 해롭기도 하다. 우리 몸에 무엇이 독이 되고 무엇이 영양분이 되는지 그 경계가 상당히 모호하다. 우리는 자기와 비자기, 적과 아군의 경계가 모호한 수많은 개체가 하나로 합쳐진 몸에

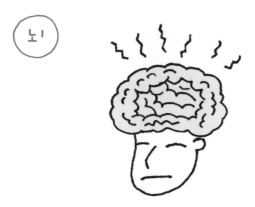

적과 아군의 구분이 명확하다

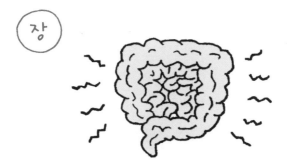

적과 아군의 구별이 모호하다

무엇이든 명확히 구별하고자 하는 뇌와 달리 장이 지닌 면역 체계는 이물질의 식별이 상당히 모호하다. 이를 '면역관용'이라고 한다. 음식물이 이물질인데도 받아들이는 관용이 장의 활동을 돕는다.

'나'라고 하는 자아가 생긴 존재인 것이다.

장 속 세균의 20%만 변해도 조화를 이룬다

대장균은 물론 유해균 중에서 가장 해롭다는 웰치균도 유익균인 비피더스균이 기세등등한 동안에는 숨을 죽여서 눈치꾼균 같은 존재가 된다. 반면 유해균이 우세해지면 해로움을 끼치지 않던 눈치꾼균이 유해균 편에 합세해 장 속 환경이 단숨에 나빠지고 만다.

'유해'니 '유익'이니 하는 의미는 숙주인 사람의 건강을 좋게 하느냐 나쁘게 하느냐를 기준으로 정한 것이지, 자연계에 무슨 손해·이익 개념이 있겠는가? 하지만 그런 손익 개념이 없는데도 유익한 비피더스균이 증가하면 장 속 플로라의 기세가 좋아지는 것은 분명하다.

자연계에는 다양한 종의 유익균이 있는데, 우리 몸에는 그중의 하나인 비피더스균이 우세하게 존재한다. 요컨대, 육류 섭취를 줄이고 채소와 과일의 섭취량을 늘리면 그만큼 비피더스균이 증가해 장 속 플로라가 안정된다. 하지만 비피더스균이 무한정 늘어난다고 좋은 것은 아니다. 장 속 세균학의 선구자로 알려진 미쓰오카 도모타리는 "건강한 성인의 장 속 플로라에서 비피더스균이 서식하는 비율은 20% 정도이다."라고 말했다. 나머지 대부분은 양쪽의 낌새를 살피는 눈치꾼 균이며, 건강한 사람이더라도 유해균은 일정한 비율로 존재한다. 장 속 플로라에 유익균만 많다고 해서, 혹은 유해균을 모조리 제거한다고 해서 건강해지지 않는다는 말이다.

중요한 점은 장 속 세균의 균형이다. 유익균도 유해균도 우리 몸에 필요한 미생물이다. '해로운 균은 모두 없애는 게 좋다'는 생각은 인간의 일방적인 가치 기준에 불과하다. 유익균과 유해균, 눈치꾼균이 균형을 이루어 함께 서식하는 형태가 자연계의 원래 모습이다.

악한 요소 때문에 사회 분위기가 나빠지는 것이 아니라, 선과 악의 균형이 무너져서 선한 요소가 활기를 잃어버리는 것이다. 예를 들어, 개미나 꿀벌의 사회에는 '2 대 8 법칙'이 있다. 부지런히 일하는 집단이 전체 수효의 20% 정도라고 한다. 생물의 세계에서는 사회 전체 숫자의 20%만 유익하게 활동하면 충분히 조화를 이룰 수 있는 것 같다. 이러한 사실들에 비추어보면 해로운 세균을 철저히 제거(살균·항균·멸균)하려는 '청결 제일주의'도 문제가 있다.

거듭 강조하지만, 중요한 점은 균형이다. 몸 상태가 안 좋은 사람은 먼저 유익균을 활기차게 할 길을 찾아야 한다. 전체의 20%만 변해도 장에는 평온이 깃든다.

▓▓ 유익균이 20%만 돼도 장은 편안하다

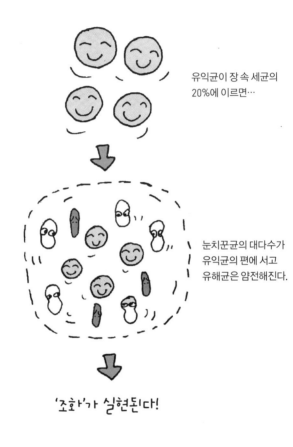

유익균이 장 속 세균의
20%에 이르면…

눈치꾼균의 대다수가
유익균의 편에 서고
유해균은 얌전해진다.

'조화'가 실현된다!

유익균(비피더스균)이 무제한으로 늘어난다고 장이 좋아지는 것은
아니다. 균형이 중요하다. 유익균이 장 속 세균의 20%로 늘어나면
유해균의 번식이 억제되어 장에 조화가 찾아온다. 눈치꾼균의 대
부분은 독자적으로 행동하지 않는다. 그러므로 장 속 세균의 20%
만 변하면 된다.

장의 유익균을
늘리는 방법

장의 유익균(비피더스균)을 20%로 늘리려면 어떻게 해야
할까?

동물인 사람은 식물을 자연상태로 먹음으로써 장 속 플로
라를 안정시키고 세균들이 공존하기 좋은 환경을 만들어야
한다. 먹는 행위를 통해 동물(사람), 식물(음식), 미생물(장 속
세균)이 적절히 균형을 이룰 때 장이라는 소우주(小宇宙)이자
생태계가 조화를 이루며, 숙주인 사람에게도 기생하는 세균
에게도 쾌적한 환경을 유지할 수 있다.

식물 중에서도 식이섬유의 섭취를 가장 많이 신경 써야

한다. 변을 채취해 살펴보면 70% 정도가 수분이고 나머지 30%는 음식물 찌꺼기와 장 속 세균이다. 이 찌꺼기가 음식물에 들어 있던 섬유질, 즉 식이섬유다. 요컨대, 식이섬유가 함유된 식품을 먹는 습관을 들이지 않으면 배설이 원활하지 않아 장에 쌓인 변이 쉽게 부패한다. 예를 들어, 쌀이나 밀을 정제해 식이섬유를 제거하면 먹기에는 좋지만 장에는 쓸데없는 부담이 늘어나 꿈틀운동이 둔해지므로 변이 점점 쌓인다. 그뿐인가? 장 속 플로라의 균형이 무너져서 유해균의 번식을 부채질하고 만다. 식이섬유의 함유량이 높은 식물은 다음과 같다.

- **정제하지 않은 곡물류 :** 현미, 납작보리, 메밀 100% 국수, 오트밀
- **콩류 :** 콩, 비지, 콩가루 등의 콩 제품
- **채소 · 과일류 :** 우엉, 시금치, 호박, 고구마, 브로콜리, 바나나
- **해조류 :** 톳, 미역, 우뭇가사리
- **버섯류 :** 표고버섯, 목이버섯

요구르트를 섭취하면 정말로 유익균이 늘어날까?

식이섬유를 충분히 섭취하지 못할 땐 어떻게 유익균을 늘

릴 수 있을까? 가장 많이 알려진 방법이 요구르트와 같은 발효식품을 먹는 것이지만 유산균이 장까지 살아서 가는지가 관건이다. 게다가 요구르트에 들어 있는 유산균은 장에 서식 중인 세균들에게 이방인과 같은 존재다. 긴 여정 끝에 가까스로 장에 이르더라도 먼저 기생하고 있던 세균과 사이좋게 살 수 있을지는 의문이다.

그런데 최근의 어느 연구에서 '세균이 장까지 살아서 가는 것에 너무 얽매일 필요가 없다'고 밝혔다. '죽은 세균'이라도 장에 다다르기만 하면 면역 체계를 자극할 수 있어서 장 속 플로라에 좋은 영향을 주기 때문이다. 하지만 요구르트로 그런 효과를 얻으려면 상당한 양이 필요할 뿐만 아니라 효과가 오래가지 않아 매일 습관적으로 섭취하지 않으면 금세 장 속 플로라의 환경이 나빠지고 만다. 요구르트나 유산균 음료를 기호식품 정도로 먹는 것은 괜찮지만, 그 효과를 지나치게 기대하지 않는 편이 좋을 성싶다.

결론적으로 "이것만 먹으면 유익균이 늘어난다"라고 확신할 수 있는 식품은 없다. 그러니 특정 식품에 매달리지 말고 육류의 섭취를 줄이고 채소의 섭취를 늘린다거나, 서양식보다 전통식을 먹는다는 기본 원칙을 충실히 실천하자. 그리고 장 속 쓰레기를 청소할 수 있는 아침단식법과 장 마사지를 생활화하자.

:: 우리는 생물의 도움 덕에 산다

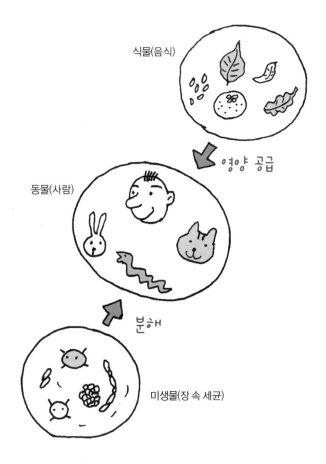

동물은 식물의 영양소를 먹고 생명활동을 유지하지만, 그런 영양소를 분해하는 데는 미생물(장 속 세균)의 작용이 필수다. 사람의 몸 자체가 하나의 독립된 생태계로, 우리는 다른 생물의 도움 덕에 살고 있다.

보통은 이 정도만으로도 장 속 플로라가 안정되지만 식생활이 불규칙하거나 스트레스가 쌓이는 상황이 오래가면 장 활동이 저하되어 아무래도 유해균이 번식하기 쉬워진다. 이럴 때 장 속 환경을 제대로 개선하고 싶다면 다음 두 가지 식품을 보조적으로 먹어보는 게 좋을 성싶다.

● **유산균 생산 물질** : 몇 그램짜리 알약 하나에 1~2조 마리의 유산균(죽은 균)이 농축되어 들어 있는 보충제다. 요구르트의 유산균처럼 '살아 있는 균'에 집착하지 않는다면 장 속 플로라에 좋은 세균을 수월하게 섭취할 수 있다.

● **올리고당** : 올리고당은 당질에 속하지만 설탕과는 크게 달라서 섭취하더라도 소장에서 거의 소화·흡수되지 않는 특징이 있다. 게다가 대장에 다다르면 비피더스균의 먹이가 되므로 장 속 환경을 유익균이 우세한 상태로 개선한다는 이점이 있다.

옮긴이 _ 배영진

부산대학교를 졸업했다. 젊은 시절에는 육군본부 통역장교(R.O.T.C)로 복무하면서 번역의 묘미를 체험했다. 삼성그룹에 입사해 중역으로 퇴임할 때까지 23년간 일본 관련 업무를 맡았으며, 그중 10년간의 일본 주재원 생활은 지금의 번역가 인생에 큰 영향을 끼쳤다. 요즘은 일본어 전문 번역가로서 유익한 일본 도서를 기획·번역하고 있다.

옮긴 책으로는 《아이 두뇌, 먹는 음식이 90%다》, 《단백질이 없으면 생명도 없다》, 《은밀한 살인자 초미세먼지 PM2.5》, 《당뇨병, 약을 버리고 아연으로 끝내라》, 《1일 3분 인생을 바꾸는 배 마사지》 등이 있다.

장이 깨끗하면 뇌도 건강해진다

초판 1쇄 인쇄 2020년 5월 1일
초판 1쇄 발행 2020년 5월 8일

지은이 나가누마 타카노리
옮긴이 배영진
펴낸이 강효림

편집 곽도경
디자인 채지연
마케팅 김용우

용지 한서지업(주)
인쇄 한영문화사

펴낸곳 도서출판 전나무숲 檜林
출판등록 1994년 7월 15일·제10-1008호
주소 03961 서울시 마포구 방울내로 75, 2층
전화 02-322-7128
팩스 02-325-0944
홈페이지 www.firforest.co.kr
이메일 forest@firforest.co.kr

ISBN 979-11-88544-46-2 (14510)
　　　　979-11-88544-42-4 (세트)